Tisanes, Remèdes
et Recettes d'autrefois

DU MÊME AUTEUR CHEZ LE MÊME ÉDITEUR

Recettes sans gluten ni laitage selon les principes du docteur Seignalet, 2004 (nombreuses rééditions)

Parfumez votre maison, 2005

Embellissez votre visage et votre corps, 2007

CHEZ LE MÊME ÉDITEUR

Myriam de Mahé, *Recettes sans acidité*, 2009
– *Recettes avec des plantes sauvages*, 2009

Jutta Lenze, *Huiles Royales, huiles Sacrées – aromathérapie spirituelle,* 2007
– *Les huiles essentielles féminines,* 2012

Marie Delmas

Tisanes, Remèdes et Recettes d'autrefois

Le Mercure Dauphinois

4, rue de Paris 38000 Grenoble – France
Tél. 04 76 96 80 51
E-mail : lemercuredauphinois@wanadoo.fr
Site : lemercuredauphinois.fr
ISBN : 978-2-913826-22-9

À mes enfants
Pierre, Élisabeth, Hélène et Laure

Les Tisanes

Les dosages indiqués s'entendent pour des plantes séchées

ACNÉ

– **Bardane** (racine) : 2 poignées par litre d'eau froide.
Bouillir 10 minutes, filtrer et passer. Prendre progressivement de 1 à 3 tasses par jour entre les repas.
– **Pensée Sauvage** (fleurs) : 2 c. à s. par 1/2 litre d'eau froide.
Bouillir, infuser 10 minutes, filtrer et passer. Prendre progressivement de 1 à 3 tasses par jour entre les repas.
LOTION : *Lotionner les boutons matin et soir avec cette infusion.*

AÉROPHAGIE, BALLONNEMENTS, GAZ

Graines au choix :
– **Angélique – Anis Vert – Carvi – Coriandre – Cumin – Fenouil** : 1 c. à s. par 1/2 litre d'eau froide.
Bouillir, infuser 10 minutes, filtrer. Prendre 1 tasse après chaque repas.
– **Origan** : 2 c. à s. par 1/2 litre d'eau bouillante.
Infuser 10 minutes, filtrer. Boire avant, pendant ou après les repas.
– **Thym** : 2 c. à s. par l/2 litre d'eau bouillante.
Infuser 10 minutes, filtrer. Prendre 3 à 4 tasses par jour, après les repas.

Angine rouge

– **Ronce** (feuilles) : 3 c. à s. par 1/2 litre d'eau froide.
Bouillir 2 minutes, infuser 10 minutes, filtrer, ajouter miel et citron. Prendre 3 tasses par jour entre les repas.
Gargarismes : 2 c. à s. de feuilles de ronce par tasse d'eau froide.
Bouillir doucement 15 minutes, filtrer et additionner de miel et citron. Faire 5 à 6 gargarismes par jour.
Mettre une écharpe de laine ou de soie autour du cou, à ne pas quitter pendant 4 jours.

Artériosclérose

– **Aubier de Tilleul** : 50 g par litre d'eau froide.
Bouillir 2 minutes. Infuser 10 minutes, filtrer. Boire dans la journée.
– **Fumeterre** : 2 c. à s. par 1/2 litre d'eau bouillante.
Infuser 10 minutes, filtrer. Prendre 2 à 3 tasses par jour, avant les repas ou au coucher.
– **Noyer** (feuilles) : 1 poignée par litre d'eau bouillante.
Infuser 15 minutes, filtrer. Prendre 1 tasse avant chaque repas.
– **Reine des Prés** : 2 c. à s. par 1/2 litre d'eau bouillante.
Infuser 10 minutes, filtrer. Prendre 1 tasse après chaque repas.
Formule :
– Aubépine (fleurs) : 25 g
– Cassis (feuilles) : 20 g

– Fumeterre : 15 g
– Pensée Sauvage : 25 g
– Gui : 20 g
– Prêle : 20 g
– Romarin : 25 g
3 c. à s. par 1/2 litre d'eau bouillante.
Infuser 10 minutes, filtrer. Prendre 1 tasse avant les 3 repas.

Arthrose, Rhumatismes

– **Aubier de Tilleul** : 30 à 40 g par litre d'eau froide.
Bouillir 15 minutes, filtrer. Boire à volonté 10 jours par mois, pendant 3 mois.
– **Bardane** (racine) : 2 poignées par litre d'eau froide.
Bouillir 10 minutes, filtrer. Boire en 3 jours.
– **Cassis** (feuilles) : 3 c. à s. par 1/2 litre d'eau bouillante.
Infuser 10 minutes, filtrer. Boire 3 à 4 tasses par jour, entre les repas.
– **Frêne** (feuilles) : 1 poignée par litre d'eau froide.
Bouillir, infuser 10 minutes, filtrer. Boire à volonté.
– **Reine des Prés** : 2 c. à s. par 1/2 litre d'eau bouillante.
Infuser 10 minutes, filtrer. Prendre 3 à 5 tasses par jour.
Formule :
– Cassis (feuilles) : 20 g
– Frêne (feuilles) : 25 g
– Reine des Prés : 25 g
3 c. à s. par 1/2 litre d'eau bouillante.
Macérer plusieurs heures, filtrer. Prendre 1 tasse, 20 à 30 minutes avant les repas.

Asthme

– **Hysope** : 2 c à s. par 1/2 litre d'eau bouillante.
Infuser 10 minutes, filtrer. Prendre 3 tasses par jour entre les repas.
– **Sirop de Serpolet** : (Voir Rhume, Refroidissement.)

Bronchite, Toux

– **Bouillon Blanc** (fleurs) : 1 bonne poignée par 1/2 litre d'eau froide.
Bouillir, infuser 10 minutes, filtrer. Prendre 3 à 4 tasses par jour, entre les repas.
– **Bourrache** : 3 c. à s. par 1/2 litre d'eau bouillante.
Infuser 10 minutes, filtrer. Prendre 3 tasses par jour, entre les repas.
– **Hysope** : 2 c. à s. par 1/2 litre d'eau bouillante.
Infuser 10 minutes, filtrer. Prendre 3 tasses par jour, entre les repas.
– **Lierre Terrestre** : 2 c. à s. par 1/2 litre d'eau froide.
Bouillir, infuser 10 minutes, filtrer. Prendre 3 tasses par jour, entre les repas.
– **Mauve** (fleurs et feuilles) : 1 poignée par litre d'eau froide.
Bouillir, infuser 10 minutes, filtrer. Boire à volonté.
– **Pin** (bourgeons) : 25 à 40 g par litre d'eau bouillante.
Infuser 1 heure, filtrer. Sucrer fortement. Boire entre les repas.
– **Serpolet** : 2 c. à s. par 1/2 litre d'eau bouillante.
Infuser 10 minutes, filtrer. Prendre 3 à 4 tasses par jour, entre les repas.

– **Tussilage** (fleurs) : 1 poignée par litre d'eau froide.
Bouillir, infuser 10 minutes, filtrer. Prendre 3 tasses par jour, entre les repas.
Formule :
– Bourrache : 30 g
– Coquelicot : 20 g
– Réglisse : 20 g
– Sapin (bourgeons) 20 g
– Serpolet : 20 g
– Verge d'Or : 10 g
– Violette : 20 g
3 c. à s. par 1/2 litre d'eau froide.
Bouillir, infuser 10 minutes, filtrer. Prendre 3 à 4 tasses par jour entre les repas.
– **Sirop d'Eucalyptus** : (Voir Rhume, Refroidissement.)
– **Sirop de Serpolet** : (Voir Rhume, Refroidissement.)

Calculs urinaires

– **Aubier de Tilleul** : 30 à 40 g par litre d'eau froide.
Bouillir doucement 15 à 20 minutes, filtrer, boire à volonté.
– **Bruyère** : 1 poignée par litre d'eau froide.
Bouillir, infuser 10 minutes, filtrer. Boire en 24 heures.
– **Uva-Ursi** (Busserole) : 1 bonne poignée par litre d'eau froide.
Bouillir, infuser 15 minutes, filtrer. Boire en 24 heures.

Cellulite

– **Reine des Prés** : 2 c. à s. par 1/2 litre d'eau bouillante.
Infuser 10 minutes, filtrer. Prendre 3 à 5 tasses par jour.
– **Varech Vésiculeux** : 1 c. à s. par 1/2 litre d'eau froide.
Bouillir 5 minutes, filtrer. Prendre 2 à 4 tasses par jour, avant ou entre les repas.
– **Vigne Rouge** : 3 c. à s. par 1/2 litre d'eau froide.
Bouillir, infuser 10 minutes, filtrer. Prendre 2 à 4 tasses par jour, entre les repas.
Formule :
– Cassis : 25 g
– Fucus Vesiculosus : 25 g
– Gratteron : 25 g
– Hamamélis : 10 g
– Noyer (feuilles) : 20 g
– Réglisse : 15 g
– Sauge : 20 g
– Séneçon : 25 g
– Vigne Rouge : 20 g
3 c. à s. par 1/2 litre d'eau bouillante.
Infuser 15 minutes, filtrer. Prendre 1 tasse 20 à 30 minutes avant les 3 repas.

Cholesterol, Urée

– **Artichaut** (feuilles) : 2 c. à s. par 1/2 litre d'eau froide.
Bouillir, infuser 10 minutes, filtrer. Prendre 1 tasse avant les 3 repas. C'est amer.

– **Aubier de Tilleul** : 30 à 40 g par litre d'eau froide.
Bouillir doucement 15 à 20 minutes, filtrer. Prendre en boisson en 1 ou 2 jours, 10 jours par mois, pendant 3 mois.
– **Busserole** : 1 bonne poignée par litre d'eau froide.
Bouillir, infuser 15 minutes, filtrer. Boire en 24 heures.
– **Haricots** (cosses) : 1 bonne poignée par litre d'eau froide.
Bouillir jusqu'à réduction de moitié, filtrer. Boire loin des repas.
– **Orthosiphon** (feuilles) : 3 c. à s. par 1/2 litre d'eau froide.
Bouillir, infuser 10 minutes, filtrer. Boire dans la journée.
– **Piloselle** : 3 c. à s. par 1/2 litre d'eau froide.
Bouillir, infuser 10 minutes, filtrer. Prendre 3 à 4 tasses par jour entre les repas.
Formule :
– Bouleau (écorce) : 40 g
– Frêne (feuilles) : 50 g
– Piloselle : 50 g
– Romarin : 50 g
3 c. à s. par 1/2 litre d'eau bouillante.
Infuser 10 minutes, filtrer. Prendre 3 tasses par jour, entre les repas.

Circulation du sang

– **Aubépine** (fleurs) : 3 bonnes c. à s. par 1/2 litre d'eau bouillante.
Infuser 10 minutes, filtrer. Prendre 2 à 3 tasses par jour, 20 minutes avant les repas.
– **Cassis** (feuilles) : 3 c. à s. par 1/2 litre d'eau bouillante.
Infuser 10 minutes, filtrer. Prendre 3 à 4 tasses par jour, entre les repas.

– **Hamamélis** (feuilles) : 2 c. à s. par 1/2 litre d'eau froide.
Bouillir 2 minutes, infuser 10 minutes, filtrer. Prendre 2 tasses par jour, entre les repas.
– **Mille-feuille** : 3 c. à s. par 1/2 litre d'eau bouillante.
Infuser 10 minutes, filtrer. Prendre 2 à 3 tasses par jour, entre les repas.
– **Sauge** : 2 c. à s. par 1/2 litre d'eau bouillante.
Infuser 10 minutes, filtrer. Prendre 2 à 3 tasses par jour, entre les repas.
– **Vigne Rouge** : 3 c. à s. par 1/2 litre d'eau froide.
Bouillir, infuser 10 minutes, filtrer. Prendre 2 à 4 tasses par jour, entre les repas.

Formule :
– Anis étoilé (Badiane) : 30 g
– Bourse à Pasteur : 20 g
– Hamamélis : 50 g
– Marron d'Inde : 30 g
– Mille-feuille : 20 g
– Vigne Rouge : 50 g
3 c. à s. par 1/2 litre d'eau froide.
Bouillir 5 minutes, infuser 10 minutes, filtrer. Prendre 1 tasse avant les 3 repas, pendant 21 jours.

CŒUR (BATTEMENTS, PALPITATIONS)

– **Aubépine** (fleurs) : 3 bonnes c. à s. par 1/2 litre d'eau bouillante.
Infuser 10 minutes, filtrer. Prendre 2 à 3 tasses par jour, 20 minutes avant les repas.
– **Oranger** (fleurs) : 3 c. à s. par 1/2 litre d'eau bouillante.

Infuser 10 minutes, filtrer. Prendre 2 ou 3 tasses par jour, dont 1 au coucher.
– **Passiflore** : 2 c. à s. par 1/2 litre d'eau bouillante.
Infuser 10 minutes, filtrer. Prendre 2 à 3 tasses par jour entre les repas, dont 1 au coucher.

COLIQUES

– **Angélique** (feuilles) ou **Mélisse** : 2 c. à s. par 1/2 litre d'eau bouillante.
Infuser 10 minutes, filtrer. Prendre 3 tasses par jour.
Formule :
– Angélique (racine) : 25 g
– Anis Vert (graines) : 15 g
– Badiane (Anis étoilé) : 15 g
– Cumin (graines) : 15 g
– Mélisse : 20 g
2 c. à s. par 1/2 litre d'eau bouillante.
Infuser 10 minutes, filtrer. Prendre 4 à 5 tasses par jour après les repas.

CONSTIPATION

– **Bouillon Blanc** (fleurs) : 2 poignées par 1/2 litre d'eau bouillante.
Infuser 10 minutes, filtrer. Prendre 3 à 4 tasses par jour.
– **Guimauve** (fleurs ou racine) : 2 c. à s. par 1/2 litre d'eau froide.
Bouillir 2 à 5 minutes, filtrer. Prendre 3 tasses par jour.

– **Mauve** (fleurs et feuilles) : 1 poignée par litre d'eau froide.
Bouillir, infuser 10 minutes, filtrer. Boire à volonté.

Première formule :
– Bourdaine (écorce) : 20 g
– Chicorée (plante) : 30 g
– Chiendent (racine) : 30 g
– Douce-Amère (plante) : 30 g
– Guimauve (racine) : 30 g
– Réglisse (bois) : 30 g
1 poignée par litre d'eau froide.
Bouillir 15 minutes, filtrer. Prendre 2 à 3 verres par jour, avant les repas.
Deuxième formule :
– Bourdaine (écorce) : 20 g
– Guimauve (fleurs) : 30 g
– Réglisse (racine) : 25 g
– Romarin : 30 g
– Souci (fleurs) : 10 g
2 c. à s. par 1/2 litre d'eau froide.
Bouillir, infuser 10 minutes, filtrer. Prendre 1 tasse le soir au coucher.

CYSTITE

– **Bruyère** (fleurs) : 1 poignée par litre d'eau froide.
Bouillir, infuser 10 minutes, filtrer. Boire en 24 heures.
– **Busserole** (Uva Ursi) : 1 bonne poignée par litre d'eau froide.
Bouillir, infuser 15 minutes, filtrer. Boire en 24 heures.

– **Hamamélis** : 2 c. à s. par l/2 litre d'eau froide.
Bouillir 2 minutes, filtrer. Prendre 2 tasses par jour, entre les repas.
– **Verge d'Or** : 1 poignée par litre d'eau froide.
Bouillir 2 minutes, infuser 10 minutes, filtrer. Boire en 1 ou 2 jours.
Formule :
– Bouleau (écorce) : 25 g
– Bruyère (fleurs) : 25 g
– Chiendent (racine) : 50 g
– Verge d'Or : 30 g
3 c. à s. par 1/2 litre d'eau bouillante.
Infuser 15 minutes, filtrer. Prendre 1 tasse avant les 3 repas.

DÉPURATIVES
(ABCÈS, FURONCLES, DARTRES, ACNÉ, URTICAIRE, etc.)

Passer progressivement de 1 à plusieurs tasses par jour.
– **Bardane** (racine) : 2 poignées par litre d'eau froide.
Bouillir 10 minutes, filtrer. Boire en 3 jours.
– **Chicorée Sauvage** : 3 c. à s. par l/2 litre d'eau froide.
Bouillir 5 minutes, filtrer. Prendre 1 tasse avant chaque repas.
– **Fumeterre** : 2 c. à s. par l/2 litre d'eau bouillante.
Infuser 10 minutes, filtrer. Prendre 2 ou 3 tasses par jour, avant les repas.
– **Noyer** (feuilles) : 1 poignée par litre d'eau bouillante.
Infuser 15 minutes, filtrer. Boire à volonté.
– **Pensée Sauvage** : 2 c. à s. par 1/2 litre d'eau froide.
Bouillir, infuser 10 minutes, filtrer. Prendre 3 tasses par jour, entre les repas (progressivement).

– **Souci** (fleurs) : 2 c. à s. par 1/2 litre d'eau bouillante. *Infuser 10 minutes, filtrer. Prendre 1 tasse avant les 3 repas.*

Diabète

– **Myrtille** (feuilles) : 1 bonne poignée par litre d'eau froide. *Bouillir 5 minutes, filtrer. Boire en 24 heures.*
– **Noyer** (feuilles) : 1 poignée par litre d'eau bouillante. *Infuser 15 minutes, filtrer. Boire à volonté.*
– **Olivier** (feuilles) : 1 poignée par litre d'eau froide. *Bouillir, infuser 10 minutes, filtrer. Boire à volonté.*

Diarrhées

– **Soupe de Carottes** (nourrissons) :
Bouillir 500 g de carottes finement coupées dans 1 litre d'eau pendant 1 heure. Passer et rajouter de l'eau pour obtenir 1 litre. Nourrir le nourrisson avec cette soupe jusqu'au retour des selles normales.
– **Eau de Riz** : 1 poignée par 1/4 de litre d'eau froide. *Bouillir jusqu'à réduction de moitié. Prendre 1 c. à s. chaque 1/2 heure.*
– **Noyer** (feuilles) : 1 poignée par litre d'eau bouillante. *Infuser 15 minutes, filtrer. Boire à volonté.*
– **Ronce** (feuilles) : 3 c. à s. par 1/2 litre d'eau froide. *Bouillir 2 minutes, infuser 10 minutes, filtrer. Prendre 3 tasses par jour entre les repas.*
– **Myrtilles** (baies) : 1 c. à s. toutes les heures.

Digestives

– **Angélique** (feuilles ou racine) : 2 c. à s. par 1/2 litre d'eau bouillante.
Infuser 10 minutes, filtrer. Prendre 1 tasse après les repas.
– **Basilic** : 2 c. à s. par 1/2 litre d'eau bouillante.
Infuser 10 minutes, filtrer. Prendre 1 tasse après chaque repas.
– **Camomille** : 20 fleurs par 1/2 litre d'eau bouillante.
Infuser 10 minutes, filtrer. Prendre un peu avant les repas ou assez longtemps après.
– **Mélisse** : 2 c. à s. par 1/2 litre d'eau bouillante.
Infuser 10 minutes, filtrer. Prendre 3 tasses par jour.
– **Menthe** : 2 c. à s. par 1/2 litre d'eau bouillante.
Infuser 10 minutes, filtrer. Prendre 1 tasse après les 3 repas, surtout le repas de midi.
– **Thym** : 2 c. à s. par 1/2 litre d'eau bouillante.
Infuser 10 minutes, filtrer. Prendre 3 à 4 tasses par jour.
– **Verveine** : 2 c. à s. par 1/2 litre d'eau froide.
Bouillir, infuser 10 minutes, filtrer. Prendre 2 à 3 tasses par jour, après les repas.

Diurétiques

– **Busserole** (Uva Ursi) : 1 bonne poignée par litre d'eau froide.
Bouillir, infuser 15 minutes, filtrer. Boire en 24 heures.
– **Chiendent** (racine) : 1 poignée par litre d'eau froide.
Bouillir 15 minutes, filtrer. Boire à volonté (ajouter du réglisse pour parfumer).
– **Maïs** (stigmates) : 1 poignée par litre d'eau froide.
Bouillir 10 minutes, filtrer. Boire à volonté.

– **Queues de Cerises** : 1 poignée par litre d'eau froide.
Tremper 12 h, bouillir 10 minutes, filtrer. Boire à volonté.
– **Souci** (fleurs) : 2 c. à s. par l/2 litre d'eau bouillante.
Infuser 10 minutes, filtrer. Prendre 1 tasse avant chaque repas.

ENROUEMENT, LARYNGITE

– **Erysimum Velar** : 2 c. à s. par 1/2 litre d'eau bouillante.
Infuser 10 minutes, filtrer. Prendre 3 à 5 tasses par jour, entre les repas.
– **Aigremoine** : 3 poignées par litre d'eau froide.
Bouillir 3 à 4 minutes, filtrer et ajouter 100 g de miel. Prendre en gargarisme.

ESTOMAC

– **Millepertuis** : 3 c. à s. par 1/2 litre d'eau bouillante.
Infuser 10 minutes, filtrer. Prendre 1 tasse avant les repas.
Formule :
– Angélique (racine) : 25 g
– Anis (graines) : l5 g
– Aspérule Odorante : 30 g
– Gentiane (racine) : 10 g
– Mélisse : 20 g
2 c. à s. par l/2 litre d'eau bouillante.
Infuser 10 minutes, filtrer. Prendre 1 tasse après les repas.

FATIGUE

Graines au choix (**Angélique – Anis Vert – Carvi – Coriandre – Fenouil**) : 1 c. à s. par 1/2 litre d'eau froide.

Bouillir, infuser 10 minutes, filtrer. Prendre 1 tasse après chaque repas.
– **Menthe** : 2 c. à s. par 1/2 litre d'eau bouillante.
Infuser 10 minutes, filtrer. Prendre 1 tasse après les repas ou 3 tasses entre les repas.
– **Origan** : 2 c. à s. par 1/2 litre d'eau bouillante.
Infuser 10 minutes, filtrer. Prendre 1 tasse avant, pendant, ou après les repas.
– **Romarin** : 2 c. à s. par l/2 litre d'eau bouillante.
Infuser 10 minutes, filtrer. Prendre 1 tasse avant ou après les repas.
– **Sauge** : 2 c. à s. par 1/2 litre d'eau bouillante.
Infuser 10 minutes, filtrer. Prendre 2 à 3 tasses par jour.
– **Serpolet** : 2 c. à s. par 1/2 litre d'eau bouillante.
Infuser 10 minutes, filtrer. Prendre 3 à 4 tasses par jour.
– **Thym** : 2 c. à s. par 1/2 litre d'eau bouillante.
Infuser 10 minutes, filtrer. Prendre 3 tasses par jour, entre les repas.

Fièvres sudorifiques

– **Bardane** (racine) : 2 poignées par litre d'eau froide.
Bouillir 10 minutes, filtrer, boire en 3 jours.
– **Bourrache** : 3 c. à s. par 1/2 litre d'eau bouillante.
Infuser 10 minutes, filtrer. Prendre 3 tasses par jour, entre les repas.
– **Sauge** : 2 c. à s. par 1/2 litre d'eau bouillante.
Infuser 10 minutes, filtrer. Prendre 2 à 3 tasses par jour, entre les repas.
– **Sureau** (fleurs) : 1 bonne poignée par litre d'eau bouillante.
Infuser 10 minutes, filtrer. Prendre 4 à 5 tasses par jour. Rester au chaud après l'absorption des tisanes.

Formule :
– Bardane (racine) : 50 g
– Bourrache : 25 g
– Coquelicot : 10 g
– Réglisse (bois) : 25 g
– Sureau (fleurs) : 50 g
1 poignée par litre d'eau froide.
Bouillir 10 minutes, filtrer, boire à volonté.

Foie

– **Artichaut** (feuilles) : 2 c. à s. par l/2 litre d'eau froide.
Bouillir, infuser 10 minutes, filtrer. Prendre 1 tasse avant chaque repas.
– **Aspérule Odorante** : 2 c. à s. par 1/2 litre d'eau bouillante.
Infuser 10 minutes, filtrer. Prendre 3 à 4 tasses par jour, avant les repas
– **Chicorée** (racine et feuilles) : 3 c. à s. par 1/2 litre d'eau froide.
Bouillir 5 minutes, filtrer. Prendre 1 tasse avant les 3 repas.
– **Pissenlit** (racine et feuilles) : 1 poignée par litre d'eau froide.
Bouillir 2 minutes, infuser 10 minutes, filtrer. Prendre 1 tasse avant les 3 repas.
– **Romarin** : 2 c. à s. par 1/2 litre d'eau bouillante.
Infuser 10 minutes, filtrer. Prendre 1 tasse avant ou après les repas.
– **Souci** (fleurs) : 2 c. à s. par 1/2 litre d'eau bouillante.
Infuser 10 minutes, filtrer. Prendre 1 tasse avant les 3 repas.
– **Thym** : 2 c. à s. rases par 1/2 litre d'eau bouillante.

Infuser 10 minutes filtrer. Prendre 1 tasse avant ou après les repas.

GRIPPE

– **Sauge** : 2 c. à s. par 1/2 litre d'eau bouillante.
Infuser 10 minutes, filtrer. Prendre 2 à 3 tasses par jour. Brûler des feuilles d'eucalyptus dans la chambre.
– **Bourrache** : 3 c. à s. par 1/2 litre d'eau bouillante.
Infuser 10 minutes, filtrer. Prendre 3 tasses par jour.
– **Eucalyptus** : Une dizaine de feuilles par 1/2 litre d'eau bouillante.
Infuser 10 minutes, filtrer. Prendre 3 à 5 tasses par jour, entre les repas.
– **Hysope** : 2 c. à s. par 1/2 litre d'eau bouillante.
Infuser 10 minutes, filtrer. Prendre 3 tasses par jour entre les repas.
– **Lierre Terrestre** : 2 c. à s. par l/2 litre d'eau bouillante.
Infuser 10 minutes, filtrer. Prendre 3 à 4 tasses par jour, entre les repas.
– **Serpolet** : 2 c. à s. par l/2 litre d'eau bouillante.
Infuser 10 minutes, filtrer. Prendre 3 à 4 tasses par jour.
– **Sureau** (fleurs) : 50 g par litre d'eau bouillante.
Infuser 10 minutes, filtrer. Prendre 4 à 5 tasses par jour.
– **Thym** : 2 c. à s. par 1/2 litre d'eau bouillante.
Infuser 10 minutes, filtrer. Prendre 3 tasses par jour, entre les repas.
– **Tussilage** (fleurs) : 2 c. à s. par 1/2 litre d'eau bouillante.
Infuser 10 minutes, filtrer. Prendre 3 à 4 tasses par jour, entre les repas.
– **Violette** (fleurs) : 2 c. à s. par 1/2 litre d'eau froide.
Bouillir, infuser 10 minutes, filtrer. Prendre 2 à 4 tasses par jour, entre les repas.

HÉMORROÏDES

– **Hamamélis** : 2 c. à s. par 1/2 litre d'eau froide.
Bouillir 2 minutes, filtrer. Prendre 2 tasses entre les repas.
– **Mille-feuille** : 3 c. à s. par 1/2 litre d'eau bouillante.
Infuser 10 minutes, filtrer. Prendre 2 à 3 tasses par jour, entre les repas.
Formule :
– Consoude (racine) : 25 g
– Cyprès (noix) : 20 g
– Marron d'Inde : 15 g
– Mille-feuille : 25 g
– Pensée Sauvage : 25 g
1 bonne c. à s. par 1/2 litre d'eau bouillante.
Infuser 15 minutes filtrer. Prendre 1 tasse 20 à 30 minutes avant ou entre les 3 repas.

HYPERTENSION

– **Aubépine** (fleurs) : 2 c. à s. par 1/2 litre d'eau bouillante.
Infuser 10 minutes, filtrer. Prendre 2 à 3 tasses par jour, entre les repas. Faire une cure de 20 jours par mois.
– **Bourse à Pasteur** : 2 c. à s. par 1/2 litre d'eau froide.
Bouillir 10 minutes, filtrer. Prendre 3 tasses par jour, entre les repas.
– **Olivier** (feuilles) : Une trentaine de feuilles par 1/2 litre d'eau froide.
Bouillir 10 minutes, filtrer. Sucrer et boire chaud matin et soir.

Formule :
– Aubépine (fleurs) : 25 g
– Fumeterre : 15 g
– Gratteron : 25 g
– Gui : 15 g
– Olivier (feuilles) : 25 g
3 c. à s. par 1/2 litre d'eau bouillante.
Bouillir 10 minutes, filtrer. Prendre 1 tasse avant les 3 repas.

Indigestion

– **Camomille** : 20 fleurs par 1/2 litre d'eau bouillante.
Infuser 10 minutes, filtrer. Prendre 1 tasse un peu avant les repas ou longtemps après.
– **Mélisse** : 2 c. à s. par 1/2 litre d'eau bouillante.
Infuser 10 minutes, filtrer. Prendre 3 tasses par jour.
– **Menthe** : 2 c. à s. par 1/2 litre d'eau bouillante.
Infuser 10 minutes, filtrer. Prendre 1 tasse après les repas ou 3 tasses entre les repas.
– **Tilleul** : 2 c. à s. par 1/2 litre d'eau bouillante.
Infuser 10 minutes, filtrer. Prendre 2 à 4 tasses par jour.

Intestins

– **Bouillon Blanc** : 1 poignée par 1/2 litre d'eau froide.
Bouillir, infuser 10 minutes, filtrer. Prendre 3 à 4 tasses par jour.
– **Chicorée Sauvage** (feuilles ou racine) : 3 c. à s. par 1/2 litre d'eau froide.
Bouillir 5 minutes, filtrer. Prendre 1 tasse avant chaque repas.

– **Guimauve** (fleurs ou racine) : 2 c. à s. par 1/2 litre d'eau froide.
Bouillir 2 à 5 minutes, filtrer. Prendre 3 tasses par jour.
– **Mélilot** : 2 c. à s. par 1/2 litre d'eau bouillante.
Infuser 10 minutes, filtrer. Prendre 3 tasses par jour entre les repas.
– **Myrtille** : 3 c. à s. par 1/2 litre d'eau froide.
Cuire doucement 15 minutes, filtrer. Prendre 2 à 6 tasses par jour.
– **Origan** : 2 c. à s. par 1/2 litre d'eau bouillante.
Infuser 10 minutes, filtrer. Prendre 1 tasse avant, pendant ou après les repas.

Maux de tête, Migraines

– **Basilic** : 2 c. à s. par l/2 litre d'eau bouillante.
Infuser 10 minutes, filtrer. Prendre 1 tasse après chaque repas.
– **Lavande** : 2 c. à s. par 1/2 litre d'eau bouillante.
Infuser 10 minutes, filtrer. Prendre 3 à 4 tasses par jour entre les repas.
– **Marjolaine** : 3 c. à s. par 1/2 litre d'eau bouillante.
Infuser 10 minutes, filtrer. Prendre 2 à 3 tasses par jour.
– **Matricaire** : 3 c. à s. par 1/2 litre d'eau bouillante.
Infuser 10 minutes, filtrer. Prendre 1 à 2 tasses par jour, entre les repas.
– **Oranger** (fleurs) : 3 c. à s. par 1/2 litre d'eau bouillante.
Infuser 10 minutes, filtrer. Prendre 2 ou 3 tasses par jour, dont 1 au coucher.
– **Serpolet** : 2 c. à s. par 1/2 litre d'eau bouillante.
Infuser 10 minutes, filtrer. Prendre 3 à 4 tasses par jour, entre les repas.

MÉNOPAUSE, BOUFFÉES DE CHALEUR

– **Aubépine** (fleurs) : 3 c. à s. par 1/2 litre d'eau bouillante.
Infuser 10 minutes, filtrer. Prendre 2 ou 3 tasses par jour, entre les repas.
– **Passiflore** : 2 c. à s. par 1/2 litre d'eau bouillante.
Infuser 10 minutes, filtrer. Prendre 2 à 3 tasses par jour entre les repas, dont 1 au coucher.
– **Sauge** : 2 c. à s. par l/2 litre d'eau bouillante.
Infuser 10 minutes, filtrer. Prendre 3 à 4 tasses par jour, entre les repas.
– **Vigne Rouge** : 3 c. à s. par 1/2 litre d'eau froide.
Bouillir, infuser 10 minutes, filtrer. Prendre 2 à 4 tasses par jour.
Formule :
– Fumeterre : 25 g
– Marjolaine : 25 g
– Vigne rouge : 50 g
3 c. à s. par 1/2 litre d'eau bouillante.
Infuser 10 minutes, filtrer. Prendre 3 tasses entre les repas.

NERVOSITÉ, INSOMNIES

Pour se préparer au sommeil, il est recommandé de boire une tasse de tisane à 18 h et une autre au coucher.
– **Aspérule Odorante** : 2 c. à s. par 1/2 litre d'eau bouillante.
Infuser 10 minutes, filtrer. Prendre 3 à 4 tasses par jour, avant les repas.
– **Aubépine** (fleurs) : 2 c. à s. par 1/2 litre d'eau bouillante.
Infuser 10 minutes, filtrer. Prendre 2 à 3 tasses par jour, entre les repas. Faire une cure de 20 jours par mois.

– **Basilic** : 2 c. à s. par 1/2 litre d'eau bouillante.
Infuser 10 minutes, filtrer. Prendre 1 tasse après les repas.
– **Camomille** : 20 fleurs par 1/2 litre d'eau bouillante.
Infuser 10 minutes, filtrer. Prendre un peu avant les repas ou assez longtemps après.
– **Coquelicot** (fleurs) : 1 c. à c. par tasse d'eau bouillante.
Infuser 10 minutes, filtrer. Prendre 3 tasses en 24 heures.
– **Lavande** : 2 c. à s. par l/2 litre d'eau bouillante.
Infuser 10 minutes, filtrer. Prendre 3 à 4 tasses par jour, entre les repas.
– **Lotier Corniculé** : 3 c. à s. par 1/2 litre d'eau bouillante.
Infuser 10 minutes, filtrer. Prendre 3 tasses par jour.
– **Marjolaine** : 3 c. à s. par 1/2 litre d'eau bouillante.
Infuser 10 minutes, filtrer. Prendre 2 à 3 tasses par jour.
– **Mélilot** : 2 c. à s. par 1/2 litre d'eau bouillante.
Infuser 10 minutes, filtrer. Prendre 3 tasses par jour, entre les repas.
– **Mélisse** : 2 c. à s. par 1/2 litre d'eau bouillante.
Infuser 10 minutes, filtrer. Prendre 3 tasses par jour.
– **Oranger** (fleurs et feuilles) : 3 c. à s. par 1/2 litre d'eau bouillante.
Infuser 10 minutes, filtrer. Prendre 2 ou 3 tasses par jour, dont 1 au coucher.
– **Passiflore** : 2 c. à s. par 1/2 litre d'eau bouillante.
Infuser 10 minutes, filtrer. Prendre 2 à 3 tasses par jour entre les repas, dont 1 au coucher.
– **Tilleul** : 2 c. à s. par 1/2 litre d'eau bouillante.
Infuser 10 minutes, filtrer. Prendre 2 à 4 tasses par jour.
Formule :
– Aspérule Odorante : 30 g
– Aubépine (fleurs) : 50 g
– Mélilot : 20 g

– Oranger (boutons) : 30 g
– Origan : 20 g
– Passiflore : 30 g
– Valériane (racine) : 20 g
3 c. à s. par 1/2 litre d'eau bouillante.
Infuser 10 minutes, filtrer. Prendre 1 à 3 tasses par jour.

PROSTATE

Formule :
– Bouleau (écorce) : 25 g
– Bruyère (fleurs) : 15 g
– Verge d'Or : 25 g
3 c. à s. par 1/2 litre d'eau bouillante.
Infuser 15 minutes, filtrer. Prendre 1 tasse avant les 3 repas.

RÈGLES

– **Anis Vert** (graines) : 1 bonne c. à s. par 1/2 litre d'eau froide.
Bouillir, infuser 10 minutes, filtrer. Prendre 3 tasses entre les repas.
– **Armoise** : 3 c. à s. par 1/2 litre d'eau bouillante.
Infuser 10 minutes, filtrer. Prendre 3 tasses par jour entre les repas.
– **Aunée** (racine) : 1 bonne poignée par litre d'eau froide.
Bouillir, infuser 15 minutes, filtrer. Prendre 1 tasse avant chaque repas.
– **Bourse à Pasteur et Armoise** : 1 bonne poignée par litre d'eau froide.
Bouillir, infuser 15 minutes, filtrer. Prendre 3 à 4 tasses par jour précédant les règles, entre les repas.

– **Matricaire** : 3 c. à s. par 1/2 litre d'eau bouillante.
Infuser 10 minutes, filtrer. Prendre 1 ou 2 tasses, entre les repas.
– **Prêle** : 1 poignée par litre d'eau froide.
Tremper 1 heure, bouillir 1/2 heure, filtrer. Prendre 3 tasses par jour, entre les repas.
– **Romarin** : 2 c. à s. par 1/2 litre d'eau bouillante.
Infuser 10 minutes, filtrer. Prendre 1 tasse avant ou après les repas.
– **Sauge** : 2 c. à s. par 1/2 litre d'eau bouillante.
Infuser 10 minutes, filtrer. Prendre 2 à 3 tasses par jour.
– **Souci** (fleurs) : 2 c. à s. par 1/2 litre d'eau bouillante.
Infuser 10 minutes, filtrer. Prendre 1 tasse avant chaque repas.

RHUME, REFROIDISSEMENT

– **Origan** : 2 c. à s. par l/2 litre d'eau bouillante.
Infuser 10 minutes, filtrer. Boire avant, pendant ou après les repas.
– **Serpolet** : 2 c. à s. par 1/2 litre d'eau bouillante.
Infuser 10 minutes, filtrer. Prendre 3 à 4 tasses par jour, entre les repas.
– **Thym** : 2 c. à s. par 1/2 litre d'eau bouillante.
Infuser 10 minutes, filtrer. Prendre 3 à 4 tasses par jour, après les repas.
Formule :
– Cannelle : 2 cm
– Eucalyptus : 2 petites feuilles
– Clou de girofle : 2 clous
proportions pour 1 tasse d'eau froide.
Bouillir 1 minute, infuser 10 minutes, filtrer. Ajouter miel et

jus de citron. Prendre 3 à 4 tasses par jour, entre les repas. Rester au chaud après.

AUTRES SOINS

* GOUTTES NASALES

– **Huile d'Origan ou Marjolaine** : 100 g de sommités récentes de la plante.
– Huile d'olive : 1/2 litre
Boucher le pot, cuire au bain-marie bouillant 2 heures. Filtrer.

* SIROPS

Sirop d'Eucalyptus
– 100 g de feuilles d'eucalyptus
– 1/2 litre d'eau bouillante
Infuser pendant 12 heures. Filtrer. Ajouter 1,5 kg de sucre, cuire à consistance de sirop.

Sirop de Serpolet
– 100 g de plante
– 1 litre d'eau bouillante
Infuser pendant 15 minutes, filtrer. Ajouter 1,6 kg de sucre, cuire à consistance de sirop.

* LAVAGES DE NEZ

– **Eau Argileuse** : 1 c. à c. d'argile dans une petite tasse d'eau froide.
Laisser reposer 1 heure. Plonger le nez dans la tasse 1 à 3 fois par jour Aspirer doucement, une narine maintenue fermée avec un doigt, puis faire de même avec l'autre narine. Rester au chaud.

VARICES

Bourse à Pasteur : 2 c. à s. par 1/2 litre d'eau froide.
Bouillir 10 minutes, filtrer. Prendre 3 tasses par jour, entre les repas.
Hamamélis (feuilles) : 2 c. à s. par 1/2 litre d'eau froide.
Bouillir 2 minutes, infuser 10 minutes, filtrer. Prendre 2 tasses par jour, entre les repas.
Mille-feuille : 3 c. à s. par 1/2 litre d'eau bouillante.
Infuser 10 minutes, filtrer. Prendre 2 à 3 tasses par jour, entre les repas.
Formule :
– Cyprès (noix) : 15 g
– Hamamélis : 25 g
– Marron d'Inde : 15 g
– Mille-feuille : 25 g
– Pensée sauvage : 25 g
2 c. à s. rases par 1/2 litre d'eau bouillante. Infuser 10 minutes, filtrer. Prendre 1 tasse avant les 3 repas.

VÉSICULE BILIAIRE

– Aubier de Tilleul : 30 à 40 g par litre d'eau froide. *Bouillir doucement 15 à 20 minutes, filtrer. Boire à volonté.*
– Chiendent (racine) : 1 poignée par litre d'eau froide.
Bouillir 15 minutes, filtrer. Boire à volonté (ajouter du réglisse pour parfumer).
– Pariétaire : 1 poignée par litre d'eau froide.
Bouillir, infuser 10 minutes, filtrer. Boire en 2 jours, entre les repas.

– **Pissenlit** (racine et feuilles) : 1 poignée par litre d'eau froide.
Bouillir 2 minutes, infuser 10 minutes, filtrer. Prendre 1 tasse avant les 3 repas.
– **Fraisier** (racine) : 1 poignée par litre d'eau froide.
Bouillir, infuser 10 minutes, filtrer. Boire à volonté.
Formule :
– Chiendient (racine) : 25 g
– Pissenlit (racine) : 30 g
– Prêle : 25 g
– Verge d'Or : 15 g
3 c. à s. par 1/2 litre d'eau froide.
Bouillir 5 minutes, infuser 20 minutes, filtrer. Prendre 1 tasse avant les 3 repas.

Vessie

– **Aunée** (racine) : 1 bonne poignée par litre d'eau froide.
Bouillir, infuser 15 minutes, filtrer. Prendre 1 tasse avant chaque repas.
– **Bourse à Pasteur** : 2 c. à s. par 1/2 litre d'eau froide.
Bouillir 10 minutes, filtrer. Prendre 3 tasses par jour entre les repas.
– **Chiendent** (racine) : 1 poignée par litre d'eau froide.
Bouillir 15 minutes, filtrer. Ajouter du réglisse pour parfumer, boire à volonté.

Les Remèdes

Sirops à usage médicinal

Généralités sur les sirops

Un sirop est une solution concentrée de sucre dans un liquide. Le plus simple est le sirop de sucre obtenu par dissolution à froid de 1,8 kg de sucre dans un litre d'eau. Certains fruits telles les cerises, les fraises, les framboises, les groseilles et les mûres, etc., permettent de réaliser des sirops de fruits très agréables. d'autres sirops composés sont élaborés à partir de substances aromatiques (citron, limon, orange, grenadine, etc.) ou de substances médicamenteuses. Dans ce cas, ce sont soit des sucs de plantes fraîches, soit des décoctions ou infusions de plantes qui servent de diluants pour le sucre. Ordinairement, on emploie 180 g de sucre pour 100 g de liquide.

Pour éclaircir un sirop trouble

On utilise un blanc d'œuf battu avec un peu d'eau froide qu'on met dans le sirop. Après avoir battu le tout, on enlève l'écume au fur et à mesure qu'elle se forme, on laisse reposer et on décante.

Pour reconnaître si un sirop est assez cuit

En règle générale, un sirop se cuit à gros bouillons pendant 8 à 10 minutes. Pour reconnaître si un sirop est assez cuit, on prend avec l'écumoire une petite quantité de sirop bouillant et on en laisse tomber des gouttes sur une assiette. Si ces gouttes se subdivisent en petites gouttelettes, il faut continuer la cuisson. Si la goutte est unique, le sirop est suffisamment cuit. On peut aussi utiliser un densimètre : en ce cas, se servir d'une éprouvette en verre Pyrex, y verser du sirop en pleine ébullition et y plonger aussitôt l'instrument. Le densimètre doit marquer de 1,26 à 1,27 dans les sirops bouillants, de 1,30 à 1,32 dans les sirops froids. Le litre de sirop froid doit peser environ 1300 g.

Si un sirop n'est pas assez cuit, il fermente et s'altère. S'il est trop cuit, le sucre cristallise au fond des bouteilles et continue à cristalliser jusqu'au point de saturation de la solution.

Pour éviter l'altération des sirops

Pour éviter l'altération des sirops, les enfermer dans des bouteilles préalablement chauffées et bien sèches qu'on remplit le plus possible, et que l'on bouche avec grand soin. Avoir soin d'agiter les bouteilles après complet refroidissement. On peut les stériliser 20 minutes et conserver les flacons le cul en l'air, bouillants, pour emprisonner la bulle d'air. Ne pas les conserver trop longtemps. Un sirop recuit plusieurs fois perd plus ou moins ses propriétés.

Mesure des sirops :

– 1 cuillerée à soupe = 20 g
– 1 cuillerée à dessert= 14 g
– 1 cuillerée à café= 7 g

Dermatologie

Sirop de bardane

On l'administre à la dose de 30 à 100 g par jour, comme dépuratif et tonique. Il exerce une action favorable sur le rhumatisme, l'eczéma, la furonculose, les maladies de peau et les troubles du sang.

– Racine fraîche de bardane : 130 g
– Sucre : 1 kg
– Eau : 1 litre

Laisser bouillir 1/2 heure environ, puis passer.

Sirop de douce-amère

À la dose de 50 à 100 g par jour, ce sirop est un bon dépuratif.

– Tiges de douce-amère : 100 g
– Eau bouillante : 1,5 litre

Laisser infuser 6 heures et passer en pressant. Laisser déposer le liquide, le décanter et ajouter 180 g de sucre pour 100 g de jus. Porter rapidement à ébullition et passer.

Sirop de patience

La racine de patience contient du soufre. On l'emploie dans les maladies de la peau, 2 c. à s. par jour.

– Racine de patience : 200 g
– Eau : 1 litre

Faire macérer pendant 12 heures. Passer, ajouter au liquide le double de son poids de sucre. Faire cuire jusqu'à obtention d'un sirop.

Sirop de saponaire

Ce sirop est dépuratif. Prendre 2 c. à s. par jour.
– Saponaire : 120 g
– Eau bouillante : 1 litre

Faire infuser pendant 6 heures. Passer et faire dissoudre dans l'infusion à chaud 1,8 kg de sucre. Cuire jusqu'à consistance de sirop.

Fatigue

Sirop de gentiane

Pris à la dose de 50 à 100 g par jour, ce sirop est un tonique amer.
– Racine de gentiane : 100 g
– Eau : 1 litre

Faire macérer pendant 12 heures. Passer, ajouter au liquide le triple de son poids de sucre. Faire cuire jusqu'à obtention d'un sirop.

Organes génito-urinaires

Sirop d'armoise

À la dose de 10 à 45 g par jour, c'est un tonique de l'appareil digestif. On l'emploie dans les troubles des règles et de la formation.
– Sommités d'armoise sèches : 100 g
– Eau bouillante : 1 litre

Faire infuser 5 à 6 heures dans un récipient couvert. Passer et faire fondre dedans le double en poids de sucre. Faire cuire doucement et réduire jusqu'à consistance de sirop, toujours en récipient couvert. Laisser refroidir, mettre en bouteilles.

Sirop des 2 racines

À la dose de 15 à 60 g par jour, ce sirop favorise l'élimination par les urines.

– Racine de fenouil : 120 g
– Racine de persil : 120 g
– Eau : 2 litres

Bouillir doucement jusqu'à diminution de moitié. Couler en pressant. Mêler 750 g de sucre, écumer et cuire en consistance de sirop.

Sirop de sauge

À la dose journalière de 15 à 45 g, ce sirop est tonique et facilite la digestion. Il a une action régulatrice sur le cycle menstruel.

– Sauge : 500 g
– Eau bouillante : 2 litres

Couvrir et laisser infuser 12 heures. Bouillir légèrement et passer en pressant. Renouveler l'opération 2 ou 3 fois avec de nouvelles plantes. Ajouter 1,500 kg de sucre, enlever l'écume et faire cuire à feu modéré en consistance de sirop.

Sphère digestive

Sirop d'ail

Pris le matin à jeun, à la dose de 30 à 60 g, ce sirop est un excellent vermifuge. Il agit également contre la toux et la coqueluche.

– Gousses d'ail écrasées : 250 g
– Eau bouillante : 1/2 litre

Laisser infuser pendant 1 heure, passer et ajouter 500 g de sucre.

Sirop d'écorces de bigarades

À la dose de 10 à 30 g par jour, c'est un agréable cordial qui assure un bon fonctionnement de l'estomac. C'est également un vermifuge.

– Écorces récentes de bigarades sans la partie blanche : 160 g
– Eau bouillante : 750 g

Faire infuser 6 heures dans un récipient couvert, passer sans presser. Ajouter 1 kg de sucre, et faire le sirop normalement.

Sirop de boldo

C'est un stimulant et un tonique du foie. Prendre 2 c. à s. par jour.

– Feuilles de boldo coupées menu : 100 g
– Eau bouillante : 1 litre

Laisser infuser 6 heures, passer et ajouter 1,850 kg de sucre. Faire cuire doucement jusqu'à consistance de sirop.

Sirop de calament

S'utilise contre l'aérophagie et les douleurs d'estomac. Il favorise la digestion. Prendre 2 c. à s. par jour.

– Calament : 100 g
– Eau bouillante : 1 litre
– Sucre : 1, 6 kg

Laisser infuser 15 minutes, passer, filtrer et ajouter le sucre. Cuire 10 à 15 minutes jusqu'à l'obtention d'un sirop, en retirant l'écume au fur et à mesure qu'elle se produit.

Sirop de camomille

À la dose journalière de 15 à 45 g, ce sirop est excellent pour les coliques venteuses.

– Fleurs fraîches de camomille : 500 g

– Eau bouillante : 2 litres

Couvrir et laisser infuser 12 heures. Bouillir légèrement et passer en pressant. Ajouter 1,5 kg de sucre, enlever l'écume et faire cuire, à feu modéré en consistance de sirop.

Sirop de centaurée

En cas de mauvais fonctionnement de la rate, « en donner en boisson au malade tous les matins lui est bon. (2 c. à s. par jour). On peut même en frotter l'endroit de la rate ».

– Centaurée : 100 g
– Eau bouillante : 1 litre

Laisser infuser 6 heures, passer et ajouter 1,850 kg de sucre. Faire cuire doucement jusqu'à consistance de sirop.

Sirop de chicorée sauvage

Fort recommandé pour les enfants, on le leur administre à la dose de 1 c. à c. Il est dépuratif et laxatif.

– Racine de chicorée : 60 g
– Rhubarbe : 60 g
– Sucre : 760 g
– Eau : 320 g

Faire d'abord bouillir pendant 20 minutes la chicorée dans l'eau. Vers la fin de l'opération, ajouter la rhubarbe, passer et ajouter le sucre en laissant cuire jusqu'à consistance de sirop.

Sirop d'écorces de citron

Cordial et vermifuge, il résorbe aussi les gaz. Dose de 10 à 30 g par jour.

– Écorces récentes de citron, sans partie blanche : 150 g
– Eau chaude presque bouillante : 1 litre
– Sucre : 1 kg

Laisser infuser au chaud 12 heures, passer sans presser. Ajouter le sucre. Cuire au bain-marie jusqu'à consistance de sirop. Lorsqu'il est à demi refroidi, on l'aromatise avec quelques gouttes d'esprit de citron.

Sirop de consoude

Ce sirop à la dose de 15 à 45 g par jour, fortifie les poumons ; c'est aussi un remède pour les ulcères d'estomac, l'entérite et les diarrhées.

– Racine de consoude : 200 g
– Eau : 1 litre

Faire macérer pendant 12 heures. passer, ajouter au liquide le double de son poids de sucre. Faire cuire jusqu'à obtention d'un sirop.

Sirop de nèfle

À la dose de 150 g par jour, le matin, ce sirop régularise le transit intestinal perturbé par les diarrhées, la dysenterie ou l'entérite.

– Nèfles : 1 kg
– Sucre : 800 g
– Eau : 1/2 litre

Cuire sur feu doux pendant 1 heure, passer.

Sirop d'écorces d'oranges

À la dose de 10 à 40 g par jour, ce sirop est un agréable cordial qui assure un bon fonctionnement de l'estomac. C'est aussi un vermifuge et un tonique amer.

– Écorces récentes d'oranges, sans la partie blanche : 160 g
– Eau bouillante : 750 g

Faire infuser 6 heures dans un récipient couvert, passer sans presser. Ajouter 1 kg de sucre, et faire le sirop normalement.

Sirop de feuilles d'ortie

Utiliser ce sirop à la dose de 200 à 300 g par jour, en cas de diarrhée ou entérite. C'est aussi un sirop béchique qui calme la coqueluche à raison de 2 à 3 c. à s. par jour.

– Feuilles d'ortie : 250 g
– Eau bouillante : 1 litre 1/2

Faire infuser 12 heures, filtrer et ajouter au liquide le double de son poids en sucre. Cuire jusqu'à consistance de sirop.

Sirop de fleurs de pêcher

Ce sirop est laxatif. Il s'utilise à la dose de 10 à 20 g par jour pour les enfants, de 15 à 30 g pour les adultes.

– Fleurs de pêcher : 10 g
– Eau bouillante : 150 g

Faire infuser pendant 6 heures. passer et ajouter au liquide 250 g de sucre ou de miel. Cuire dans un récipient couvert, au bain-marie, jusqu'à l'obtention d'un sirop. Filtrer, laisser refroidir, garder en bouteilles bien bouchées.

SIROP DE PENSÉE SAUVAGE
La dose maximum est de 2 à 4 c. à s. par jour, car ce sirop dépuratif, diurétique et laxatif est même purgatif.
– Pensée sauvage : 70 g
– Eau bouillante : 1 litre
Faire infuser pendant 6 heures. Passer et faire dissoudre dans l'infusé à chaud 1,8 kg de sucre. Cuire jusqu'à consistance de sirop.

SIROP DE QUINQUINA
À la dose de 10 à 40 g par jour, ce sirop est très tonique. Il assure un bon fonctionnement de l'estomac, excite l'appétit.
– Quinquina concassé : 120 g
– Eau : 1 litre
Faire macérer pendant 48 heures, en remuant souvent. Faire ensuite évaporer jusqu'à réduction de 1/3, passer et ajouter 500 g de sucre. Cuire jusqu'à consistance de sirop.

SIROP DE ROSES PÂLES
À la dose de 15 à 60 g, ce sirop purge doucement et fortifie.
– Roses pâles dépouillées de leurs calices et écrasées grossièrement : 1,5 kg
– Eau bouillante : 1 litre
Laisser infuser 12 heures en lieu chaud. Passer en pressant fortement. Ajouter 625 g de sucre, faire bouillir jusqu'à consistance de sirop, en écumant de temps en temps. Filtrer.

SIROP DE SALICAIRE
À la dose de 50 à 100 g par jour, ce sirop astringent est un bon remède contre l'entérite des nourrissons, l'inflammation

de l'estomac et de l'intestin, la dysenterie bacillaire et les pertes blanches.

– Sommités fleuries de salicaire en poudre : 150 g
– Eau bouillante : 1/2 litre

Laisser infuser 24 heures, exprimer fortement et mêler à un litre de sirop de sucre bien cuit. Faire réduire au feu jusqu'à consistance sirupeuse.

Sirop de scolopendre

Ce sirop est bon pour la rate et on peut en prendre tous les matins 1 c. à s.

– Scolopendre : 120 g
– Eau : 1/2 litre

Faire bouillir 20 minutes, passer, ajouter le même poids de sucre et cuire jusqu'à consistance de sirop.

Sirop de tamarin

Ce sirop est acidulé, laxatif et rafraîchissant. En prendre 2 c. à s. par jour.

– Pulpe de tamarin : 100 g
– Eau bouillante : 1/2 litre

Laisser infuser pendant 5 heures, passer en pressant et ajouter 500 g de sucre. Cuire jusqu'à consistance de sirop.

Sirop de verge-d'or ou solidage

À la dose de 100 à 200 g par jour, ce sirop convient aux enfants atteints d'entérite au cours de la dentition.

– Sommités fleuries de verge-d'or : 50 g
– Eau : 1/2 litre

Faire bouillir 10 minutes, et laisser infuser 12 heures. Passer en pressant et ajouter 750 g de sucre.

Sirop de violettes ou sirop violat

À la dose de 4 à 5 c. à s. par jour, ce sirop est légèrement laxatif. Il est recommandé en cas de rhume ou maux de gorge, car il calme la toux.

– Fleurs de violettes séchées : 150 g

– Eau bouillante : 1 litre

Laisser infuser dans un récipient couvert au bain-marie tiède pendant 6 heures, filtrer en pressant, ajouter 1,8 kg de sucre et cuire au bain-marie jusqu'à consistance de sirop. Laisser refroidir en remuant de temps en temps et filtrer sur une étamine. Mettre en flacons remplis au maximum et bien bouchés et conserver au frais.

Système nerveux

Sirop de coquelicot

À la dose de 10 à 45 g par jour, il calme la toux et provoque un peu le sommeil et la sueur.

– Fleurs sèches de coquelicot : 60 g

– Eau bouillante : 1 litre

Verser l'eau bouillante sur les fleurs, boucher le récipient et garder au chaud 12 heures. Passer en pressant. Laisser l'infusion reposer 1/2 heure. Décanter en inclinant le vase pour en séparer une légère fécule qui s'est déposée au fond. Ajouter au liquide le double de son poids de sucre ; chauffer au bain-marie, couvert, jusqu'à consistance de sirop. Laisser refroidir complètement en remuant de temps en temps, et filtrer sur une étamine. Mettre en flacons remplis au maximum et bien boucher.

Sirop de nénuphar

Ce sirop, pris à la dose de 10 à 45 g par jour, calme l'excitation nerveuse, les insomnies, l'anxiété et « les ardeurs de Vénus ». Il facilite le sommeil. C'est un rafraîchissant.

– Fleurs sèches de nénuphar : 60 g
– Eau bouillante : 1 litre

Verser l'eau bouillante sur les fleurs, couvrir et laisser infuser au chaud 12 heures. Passer en pressant. Laisser l'infusion reposer 1/2 heure, puis décanter en inclinant le vase pour en séparer une légère fécule qui s'est déposée au fond. Ajouter le double de sucre au liquide, chauffer au bain-marie couvert jusqu'à consistance de sirop. Laisser refroidir complètement, en remuant de temps en temps, et filtrer sur une étamine. Mettre en flacons remplis au maximum et bien bouchés.

Sirop de fleurs d'oranger

À la dose de 10 à 45 g par jour, c'est un sirop calmant qui agit contre les maux de tête et légèrement sudorifique. Il favorise un bon fonctionnement de l'estomac.

– Eau de fleurs d'oranger : 500 g
– Sucre : 950 g

Dissoudre le sucre à froid et filtrer.

Voies respiratoires, O.R.L.
(angine, bronchite, coqueluche, enrouement, hoquet, toux)

Sirop de caroube

À la dose de 10 à 45 g par jour, c'est un doux pectoral que l'on utilise contre la toux matin et soir. Il est conseillé pour l'asthme.

– Caroubes récentes ouvertes : 125 g
– Eau bouillante : 750 g
– Sucre : 1 kg

Laisser infuser les fruits dans l'eau bouillante 1/2 journée. Passer en pressant, ajouter le sucre et faire le sirop.

Sirop de cataire

Prendre 1 c. à s. toutes les 2 heures, en cas de quintes de coqueluche ou de hoquet persistant.

– Sommités fleuries de cataire : 10 g
– Café vert : 5 g
– Eau bouillante : 100 g

Faire infuser 20 minutes, passer et ajouter 180 g de sucre. Cuire en consistance de sirop.

Sirop de dattes

À la dose de 10 à 45 g par jour, c'est un doux pectoral que l'on utilise contre la toux matin et soir. On le conseille pour l'asthme.

– Dattes récentes ouvertes : 125 g
– Eau bouillante : 750 g
– Sucre : 1 kg

Laisser infuser les fruits dans l'eau bouillante pendant une demi-journée. Passer en pressant, ajouter le sucre et faire le sirop.

SIROP D'ERYSIMUM VELAR

Prendre par cuillerées dans la journée, à la dose de 30 à 60 g par jour. Est efficace contre les bronchites chroniques, l'enrouement et les extinctions de voix. On peut s'en servir pour sucrer les tisanes pectorales.

– Erysimum Velar : 30 g
– Réglisse : 10 g
– Eau : 1 litre

Bouillir pour réduire aux 2/3. Passer et laisser refroidir. Ajouter 200 g de miel ou 250 g de sucre. Faire cuire au bain-marie jusqu'à consistance de sirop.

SIROP D'EUCALYPTUS

3 à 4 c. à s. de ce sirop par jour conviennent pour les maladies des voies respiratoires.

– Feuilles d'eucalyptus : 100 g
– Eau bouillante : 1,5 litre

Faire infuser 12 heures, passer et faire un sirop avec 180 g de sucre pour 100 g d'infusion.

SIROP DE GOMME

C'est un adoucissant pectoral.

– Gomme arabique : 250 g
– Eau : 1/2 litre

Dissoudre à froid. À cette solution, ajouter 1 kg de sucre et faire un sirop au bain-marie. On peut y ajouter 30 g d'eau de fleurs d'oranger, et mettre aussitôt en bouteilles.

SIROP DE GUIMAUVE

C'est un adoucissant qui est employé pour sucrer les tisanes pectorales. Excellent contre la toux, il agit efficacement contre l'entérite et la constipation. Il tempère les douleurs des reins et convient dans les coliques néphrétiques.

– Racines de guimauve coupées menu : 120 g
– Eau : 1 litre

Faire cuire 7 à 8 minutes les racines dans l'eau. Passer. Ajouter à la décoction 1,5 kg de sucre et faire cuire jusqu'à consistance de sirop.

SIROP D'HYSOPE

À la dose de 5 c. à s. par jour, ce sirop agit contre la toux, la bronchite, l'asthme. Il favorise également les règles.

– Sommités fleuries d'hysope : 100 g
– Eau bouillante : 1 litre
– Sucre : 1,6 kg

Laisser infuser 15 minutes, passer, filtrer et ajouter le sucre. Cuire 10 à 15 minutes, jusqu'à l'obtention d'un sirop, en retirant l'écume au fur et à mesure qu'elle se produit.

SIROP DE JUJUBES

À la dose de 15 à 45 g par jour, ce sirop est un doux pectoral que l'on utilise contre la toux et l'asthme.

– Jujubes récentes ouvertes : 125 g
– Eau bouillante : 750 g
– Sucre : 1 kg

Laisser infuser les fruits dans l'eau bouillante 1/2 journée. Passer en pressant, ajouter le sucre et faire le sirop.

Sirop de lierre terrestre

À la dose de 15 à 45 g par jour, ce sirop agit contre la toux, l'asthme. Il est sudorifique et lutte contre les obstructions de la rate et du foie. Il est efficace contre les bronchites chroniques.

– Feuilles de lierre terrestre fraîches : 250 g
– Eau bouillante : 1 litre

Laisser infuser 12 heures dans un récipient bouché que l'on tient plongé dans un bain-marie pour que l'eau ne se refroidisse pas. Filtrer et ajouter 2 fois autant de sucre que de liquide. Faire un sirop dans le récipient fermé.

Sirop de myrte

Ce sirop est utilisé contre la bronchite et les catarrhes. Prendre 2 c. à s. par jour.

– Feuilles de myrte : 70 g
– Eau bouillante : 1 litre

Laisser macérer 6 heures dans un récipient bouché. Passer, et ajouter 1,8 kg de sucre. Cuire jusqu'à consistance de sirop.

Sirop d'origan

En prenant 1 c. à s. de ce sirop toutes les 3 ou 4 heures, on peut calmer les toux quinteuses, les trachéites et bronchites.

– Sommités fleuries d'origan : 250 g
– Eau bouillante : 1 litre

Laisser infuser 12 heures dans un récipient bouché que l'on tient au chaud. Filtrer et ajouter 2 fois autant de sucre que de liquide. Faire un sirop dans le récipient fermé.

Sirop de pied-de-chat

À la dose de 4 à 5 c. à s. par jour, ce sirop calme la toux.

– Fleurs de pied-de-chat sèches : 120 g
– Eau bouillante : 1,5 litre

Laisser infuser 8 à 10 heures. Passer et ajouter le même poids de sucre. Cuire à petit feu en consistance de sirop.

Sirop de bourgeons de pin ou de sapin

À la dose de 4 à 5 c. à s. par jour, ce sirop agit efficacement en cas de catarrhes bronchiques, de grippe et rhume.

– Bourgeons de pin ou de sapin : 60 g
– Alcool à 60° : 50 g

Laisser macérer 12 heures. Jeter ensuite 1 litre d'eau bouillante sur cette macération, et laisser infuser 6 heures. Filtrer, ajouter le même poids de sucre et cuire en vase clos, au bain-marie, jusqu'à obtention d'un sirop.

Sirop de poireaux

Se prend contre la coqueluche, 1 c. à s. matin et soir.

– Poireaux : 1 poireau
– Eau : 1 litre

Faire cuire jusqu'à réduction de 1/3 du liquide. Filtrer, ajouter 165 g de sucre, bouillir à nouveau jusqu'à obtention d'un sirop.

Sirop de réglisse

Ce sirop est émollient. Il calme la toux et il se prend à la dose de 2 c. à s. matin et soir, et 1 cuillerée de temps en temps en cas de quinte de toux.

– Réglisse coupée menu : 30 g
– Sucre : 250 g
– Eau : 500 g

Faire cuire la réglisse dans l'eau jusqu'à réduction d'environ moitié. Filtrer, ajouter le sucre et cuire jusqu'à consistance de sirop.

Sirop de feuilles de ronce

S'utilise additionné d'eau en gargarismes contre les angines.

– Feuilles de ronces : 10 g
– Eau : 1 litre

Faire bouillir 1/2 heure. Ajouter 200 g de sirop de mûres pour 800 g de cette décoction.

Sirop de serpolet

À la dose de 5 c. à s. par jour, ce sirop agit contre la toux, la bronchite et l'asthme.

– Serpolet : 100 g
– Eau bouillante : 1 litre
– Sucre : 1,6 kg

Laisser infuser la plante dans l'eau bouillante 15 minutes, passer, filtrer et ajouter le sucre. Cuire 10 à 15 minutes, jusqu'à l'obtention d'un sirop, en retirant l'écume au fur et à mesure qu'elle se produit.

Sirop de tussilage

À la dose de 4 à 5 c. à s. par jour loin des repas, c'est un sirop adoucissant et expectorant qui calme la toux et soulage les asthmatiques.

– Fleurs de tussilage sèches : 120 g
– Eau bouillante : 1,5 litre

Laisser infuser dans un récipient couvert au chaud pendant 12 heures. Passer, ajouter 1,250 kg de sucre et cuire à petit feu en consistance de sirop.

Sirops aux sucs de plantes

Le suc des plantes était exprimé autrefois à l'aide d'un pilon dans un mortier de marbre, puis sur un tamis de crin ou de soie. Rien ni personne n'empêche de revenir à ces mœurs anciennes. Toutefois, l'évolution des techniques nous autorise à utiliser un centrifugeur, un simple moulin à légumes inoxydable ou un mixeur. Dans les deux derniers cas, pour extraire le jus de la pulpe obtenue, il convient de la passer soit sur un tamis de crin ou de soie, soit à travers un linge fort comme un torchon neuf, de la toile ou de la soie.

Cœur, circulation du sang

Sirop de pointes d'asperges

C'est une excellente préparation diurétique et sédative, facile à prendre à la dose de 30 à 50 g par jour, et « qui pourrait un jour calmer les pulsations précipitées de votre cœur ».

– Suc de pointes d'asperges : 500 g
– Sucre : 1 kg

Faire cuire doucement au bain-marie jusqu'à obtention d'un sirop. Passer sur un tissu de laine, mettre en bouteilles et placer à la cave.

Sirop de pommes

Utilisé par intervalles à la cuillère ou mêlé à d'autres liquides, ce sirop fortifie le cœur. Il étanche la soif et calme les palpitations du cœur. Il est laxatif et pectoral. On l'emploie également contre les fièvres bilieuses.

– Suc dépuré de pommes odoriférantes : 1 kg
– Sucre : 2 kg

Cuire à petit feu jusqu'à ce qu'ils soient bien assemblés et réduits en consistance de sirop.

Dermatologie

Sirop de fumeterre

À la dose de 2 à 5 c. à s. par jour, ce sirop est dépuratif et régulateur de la sécrétion biliaire. Il est utilisé dans les affections cutanées du jeune âge. C'est un tonique amer et un bon dépuratif en cas de dartres.

– Suc de fumeterre clarifié et passé
– Sucre
en parties égales

Cuire à douce chaleur jusqu'à consistance de sirop.

Sirop de feuilles de noyer

Il est dépuratif pour les enfants. Prendre 3 c. à c. par jour.

– Feuilles fraîches de noyer : 500 g
– Eau : 125 g

Piler de façon à en extraire le suc. Ajouter le même poids de sucre.

Fatigue

Sirop de raifort

À la dose de 1 à 2 c. à s. par jour, ce sirop antiscorbutique est recommandé pour les enfants lymphatiques, rachitiques et sans appétit. On le leur donne à la dose de 1 c. à s. chaque matin, à jeun, en cas de ganglions.

Couper des racines de raifort en rondelles, les disposer dans une passoire ou sur un tamis, en intercalant des couches de sucre en poudre. Il s'écoule un liquide.

Organes génito-urinaires

Sirop de cerises aigres

Ce sirop étanche fort bien la soif des maladies fébriles. Il est rafraîchissant et c'est une boisson acidulée et diurétique. Il se prend à la dose de 10 à 60 g par jour.

Retirer le suc des cerises, le descendre à la cave pendant 15 heures, jeter le tout sur une toile claire afin d'avoir un suc limpide d'un rouge magnifique auquel vous ajouterez, pour 1 litre de jus, 1,8 kg de sucre. Chauffer jusqu'à ébullition, mettre en bouteilles et conserver à la cave.

Sirop de cynorrhodons

Ce sirop, riche en vitamine C, est tonique, astringent et diurétique. En prendre 2 c. à s. par jour.

Couper les fruits en deux, retirer le pédoncule et les graines. Verser les fruits dans une casserole, ajouter un peu d'eau. Chauffer doucement pour les ramollir. Exprimer alors le jus et lui ajouter le même poids de sucre. Laisser bouillir 3 minutes. Mettre en bouteilles, boucher et coucher soigneusement.

Sirop de framboises

Ce sirop diurétique est très rafraîchissant dans les maladies fébriles.

– Framboises
– Sucre
en parties égales

Faire macérer 24 heures, écraser et passer le tout au tamis. Mettre le jus à cuire 1/4 d'heure à petit feu. Refroidir et mettre en bouteilles.

Sirop de pariétaire

Ce sirop diurétique convient en cas de cystite et néphrite. Prendre 2 c. à c. par jour.

– Suc de pariétaire nouvellement exprimé : 1 kg
– Sucre : 1,8 kg

Faire cuire au bain-marie dans un récipient couvert jusqu'à obtention de sirop.

Sphère digestive

(estomac, foie, rate, aérophagie, diarrhées, digestives, laxatives, vermifuges)

Sirop d'aigremoine

Il fortifie l'estomac et le foie à la dose de 15 à 45 g par jour.

– Suc d'aigremoine
– Sucre

en partie égales

Cuire ensemble jusqu'à consistance de sirop.

Sirop de cassis

Il est très agréable et digestif. En prendre 2 c. à s. par jour.

– Suc de cassis : 500 g
– Sucre : 875 g

Faire fondre et passer.

SIROP DE CHICORÉE SAUVAGE
À la dose de 2 à 4 c. à c. le matin à jeun selon l'âge, ce sirop dépuratif et laxatif est fort recommandé pour les enfants.
– Suc de chicorée sauvage
– Sucre
en parties égales
Cuire à douce chaleur, sans bouillir, jusqu'à consistance de sirop.

SIROP DE CITRONS
À la dose de 15 à 30 g dans un verre de tisane ou une autre boisson, ce sirop rafraîchit, étanche la soif, fortifie l'estomac. Il est recommandé contre les maladies contagieuses et épidémiques.
– Jus de citron acide bien clair, bien épuré et nouvellement exprimé : 1,5 kg
– Sucre : 3 kg
Ne pas faire cuire longtemps de peur d'altérer le suc. Il faut continuer à remuer hors du feu jusqu'à ce que le sirop soit presque refroidi.

SIROP DE COINGS
Ce sirop acidulé sucrera agréablement et efficacement la tisane de riz contre les diarrhées bénignes des jeunes enfants. C'est un sirop astringent que l'on utilise contre les diarrhées chroniques et les entérites aiguës, à la dose de 100 à 150 g par jour.
– Suc de coings jaunes et dorés : 500 g
– Sucre : 1 kg
Faire cuire à petit feu. Bouillir pendant quelques minutes et passer à travers un tamis en soie. Lorsqu'il est refroidi à moitié, on peut y ajouter 2 gouttes d'huile de cannelle et de

girofle incorporées et mêlées à un peu de sucre en poudre. Le mettre ensuite en bouteilles et placer à la cave.

Sirop d'endives

Recommandé pour la rate, ce sirop se prend tous les matins (1 c. à s.). On peut même en frotter l'endroit de la rate.
– Suc dépuré d'endives
– Sucre
en parties égales
Faire cuire à une douce chaleur jusqu'à consistance de sirop.

Sirop de grenades aigres

À la dose de 10 à 45 g, ce sirop est rafraîchissant et légèrement astringent.
– Suc de grenades acides bien clair, bien épuré et nouvellement exprimé : 1,5 kg
– Sucre : 3 kg
Cuire au bain-marie dans un récipient couvert jusqu'à obtention de sirop. Laisser refroidir, et mettre en bouteilles bien remplies et bien fermées.

Sirop de groseilles

Ce sirop acide et rafraîchissant est aussi antidiarrhéique. Il est employé comme boisson, mélangé avec de l'eau, ou peut sucrer les tisanes rafraîchissantes.
– Jus de groseille filtré ou passé au tamis de soie serré
– Sucre
en parties égales
Faire fondre le sucre à douce chaleur. Chauffer le liquide jusqu'à ébullition. Passer le sirop dès qu'il commence à bouillir.

Sirop de myrtilles

Ce sirop est efficace contre la dysenterie (3 c. à s. par jour).
– Jus de myrtille filtré ou passé au tamis
– Sucre

Faire fondre le sucre dans le jus à douce chaleur. Chauffer le liquide jusqu'à ébullition. Passer le sirop dès qu'il commence à bouillir.

Sirop d'orgeat ou d'amandes

Ce sirop, très agréable, est employé pour préparer des boissons rafraîchissantes et légèrement calmantes, surtout chez les enfants. Il calme les brûlures d'estomac.
– Amandes douces : 500 g
– Amandes amères : 150 g

Retirer la peau des amandes en les trempant dans l'eau bouillante. Les piler dans un mortier, en ajoutant petit à petit la quantité d'eau nécessaire pour faire une pâte épaisse. Délayer cette pâte dans 2 litres d'eau, filtrer et ajouter à l'émulsion ainsi obtenue la moitié de son poids en sucre. Faire bouillir pendant 1/4 d'heure seulement. Retirer du feu, et ajouter si on le juge souhaitable, 50 g d'eau de fleurs d'oranger ou de toute autre eau distillée.

Sirop de feuilles d'ortie

Ce sirop a la propriété d'enrayer les diarrhées et entérites. En prendre 3 c. à c. par jour.
– Suc de feuilles d'ortie clarifié et passé

– Sucre
en parties égales
Cuire au bain-marie jusqu'à consistance de sirop.

Sirop de pourpier
À la dose de 2 c. à c. par jour, il est désaltérant et vermifuge.
– Suc de pourpier dépuré
– Sucre
en parties égales
Faire cuire doucement le mélange jusqu'à consistance de sirop.

Sirop de roses pâles
Ce sirop est légèrement astringent et fortifiant. On le recommande contre les diarrhées et la dysenterie. Il peut également être mêlé aux gargarismes. Prendre 2 c. à s. par jour.
– Suc clarifié de roses pâles
– Sucre
en parties égales
Faire cuire à feux doux jusqu'à consistance de sirop.

Sirop de sorbe
À la dose de 5 à 6 c. à c. par jour, ce sirop convient en cas de diarrhées et dysenterie.
– Suc de sorbe nouvellement exprimé : 1 kg
– Sucre : 1,8 kg
Faire chauffer le liquide à douce chaleur jusqu'à ébullition. Le passer dès qu'il commence à bouillir. Mettre en bouteilles quand il est froid.

Sirop de baies de sureau noir

Ce sirop est sudorifique et laxatif. Prendre 3 c. à c. par jour.
– Fruits avant leur maturité totale
Écraser les fruits et les laisser digérer à froid pendant une nuit. Exprimer le jus et ajouter 1,8 kg de sucre pour 1 kg de jus. Chauffer le liquide jusqu'à ébullition et le passer dès qu'il commence à bouillir, après l'avoir écumé. Mettre en bouteilles lorsqu'il est froid.

Voies respiratoires – O.R.L.
(angines, bronchite, coqueluche, enrouement, hoquet, toux)

Sirop d'ail

À la dose de 5 à 6 c. à dessert par jour, seul ou mélangé à une infusion, ce sirop convient pour calmer la toux et la coqueluche.
Au fond d'une assiette, étendre une légère couche d'ail pilé ou râpé. Ajouter une égale couche de sucre. Recueillir le jus qui en résulte.

Sirop d'alléluia

À la dose de 15 à 45 g par jour, ce sirop rafraîchit beaucoup. Il étanche la soif et guérit les inflammations de la bouche, de la langue, du palais et du gosier.
– Suc bien dépuré d'alléluia

– Sucre
en parties égales
Cuire ensemble jusqu'à consistance de sirop.

Sirop de bourrache
À la dose de 15 à 45 g par jour, ce sirop a la propriété « d'humecter la poitrine et de purifier le sang ». Il facilite l'expectoration.
– Suc de bourrache dépuré
– Sucre
en parties égales
Cuire à douce chaleur jusqu'à consistance de sirop.

Sirop de buglosse
Se prend à la dose de 15 à 45 g par jour. Il facilite l'expectoration.
– Suc de buglosse dépuré
– Sucre
en parties égales
Faire cuire à une douce chaleur jusqu'à consistance de sirop.

Sirop de lierre terrestre
À la dose de 15 à 60 g par jour, ce sirop sudorifique agit sur la toux et l'asthme et en cas d'obstruction de la rate ou du foie. Il est efficace contre les maux de gorge et les bronchites chroniques.
– Suc de lierre terrestre clarifié et passé
– Sucre
en parties égales
Cuire à douce chaleur jusqu'à consistance de sirop.

SIROP DE MÛRES

Acide et astringent, ce sirop est employé en gargarismes contre les maux de gorge et de bouche. On en prend aussi par cuillerées pour les rhumes et en cas de dysenterie infantile 3 à 4 c. à s. 3 fois par jour.

– Fruits avant leur maturité totale

Écraser les fruits et les laisser digérer à froid pendant 24 heures. Exprimer le jus, et ajouter 1,8 kg de sucre pour 1 kg de jus. Chauffer le liquide jusqu'à ébullition, et le passer dès qu'il commence à bouillir, après l'avoir écumé. Mettre en bouteilles lorsqu'il est froid.

SIROP DE NAVETS

À la dose de 6 à 12 c. à s. par jour, ce sirop est recommandé contre l'anémie et pour les convalescents. Il est bénéfique contre les affections des bronches.

Coupez les navets, dressez-les sur une assiette creuse en saupoudrant chaque couche de sucre en poudre, couvrez le tout et mettez à la cave. Les navets bienfaisants rendront un liquide qui, allié au sucre, donnera un sirop peu épais.

SIROP DE RADIS NOIR

Pris cuillerée par cuillerée, ce sirop agit contre la toux.

Coupez des radis noirs, dressez-les sur une assiette creuse en saupoudrant chaque couche de sucre en poudre, couvrez le tout et mettez à la cave. Recueillir le lendemain le sirop qui s'est formé.

Sirop de raves

Ce sirop a beaucoup de vertu pour la gravelle. Il est recommandé contre la bronchite et la coqueluche. (15 à 60 g par jour).

– Suc de raves
– Sucre

en parties égales

Faire fondre le sucre dans le jus à douce chaleur. Ne se conserve pas longtemps. On peut aussi le préparer comme le sirop de radis noir.

Sirop de verjus

Ce sirop rafraîchissant, et même « réfrigérant » excite l'appétit. Utilisé à raison de 1/2 c. de sirop dans un verre d'eau, administré toutes les 2 heures, il est efficace contre les maux de gorge. On l'emploie aussi sous forme de gargarismes à raison de 1 c. à s. pour 1/2 verre d'eau, contre les aphtes.

– Suc acide que l'on extrait du raisin cueilli vert
– Sucre

en parties égales

Faire fondre le sucre dans le liquide à douce chaleur. Chauffer jusqu'à ébullition. Passer le sirop dès qu'il commence à bouillir.

MELLITES

Le miel est laxatif, détersif, quelquefois apéritif et pectoral.

On reconnaît au miel la propriété de conserver certaines liqueurs sans en altérer leurs vertus.

Les mellites sont des médicaments liquides préparés avec du miel et un liquide médicamenteux. Les mellites sont composés de miel dissous, soit dans l'eau, soit dans des infusés ou des décoctés, soit dans des sucs de plantes, soit enfin dans un vinaigre simple ou médicinal. Si le liquide est du vinaigre, la préparation porte le nom d'oxymel ou oxymellite. Le miel dont on se sert ordinairement doit être blanc, de bonne qualité, exempt de cire et de toute matière étrangère.

Les mellites se conservent moins bien que les sirops, parce qu'ils subissent directement la fermentation alcoolique.

CUISSON

Il est important, dans la préparation des mellites, de ne pas trop prolonger l'action de la chaleur, et d'éviter la présence des matières calcaires.

Afin de vérifier le degré de cuisson, faire refroidir quelques cuillerées sur une assiette, faire une trace avec une cuiller comme pour les séparer en deux. Si les deux bords restent un instant sans se réunir, le miel est bien cuit.

Clarification

Pour clarifier un miel trouble, on utilise un blanc d'œuf battu dans un peu d'eau froide légèrement salée qu'on met dans le liquide bouillant. Après avoir battu le tout, on enlève l'écume au fur et à mesure qu'elle se forme, en donnant un bon tour de bouillon. Puis on filtre.

Miel boraté

Il est surtout utile contre les aphtes.
– Borax en poudre : 4 g
– Miel : 40 g
Laisser fondre.

Miel de cresson

Il s'utilise pour les tâches et lentilles du visage. Le soir, en frotter le lieu où seront les lentilles, et vous verrez qu'elles s'en iront.
– Jus de cresson : 60 g
– Miel : 30 g
Faire détremper le miel dans le jus de cresson. Passer cette liqueur à travers un linge.

Eau miellée

Elle est utilisée contre la toux et « la difficulté à cracher », pour les asthmatiques. Boire à volonté.
– Eau : 1 litre
– Miel : 1 cuillerée
Faire écumer sur le feu, et ôter l'écume autant qu'il s'en formera, puis laisser refroidir. Filtrer. Conserver en bouteille.

Hydromel simple

On boit cet hydromel comme de la tisane, dans les rhumes, dans la toux et dans la sécheresse de poitrine. Il adoucit, relâche, fait cracher et « tient le ventre libre ». Il est légèrement laxatif. La dose est de 1 à 2 litres par jour, pris par verres de 90 à 120 g chacun.

– Miel blanc : 45 g
– Eau : 1 litre

Faire bouillir le miel dans l'eau et écumer avec soin. Passer ensuite la liqueur et la donner pour boisson.

Sirop au miel

Ce sirop est rafraîchissant et reconstituant. Il peut se prendre tel quel, par cuillerées, ou additionné à de l'eau comme un sirop ordinaire.

– Pommes coupées en morceaux : 2
– Figues sèches coupées en 4 : 8 à 10
– Bourgeons de sapin ou pin : 30 g
– Thym ou serpolet : 1 brin
– Citron coupé en tranches : 1
– Eau : 1 litre
– Miel : 400 g

Faire bouillir les plantes dans l'eau pendant 1/2 heure. Couvrir et laisser refroidir. Filtrer et ajouter le miel. Bien mélanger.

Miel de nénuphar

Ce miel est rafraîchissant, humectant. Il « adoucit et modère les cours de ventre et modère les ardeurs de Vénus ». Il est employé en lavements purgatifs.

– Fleurs de nénuphar dépouillées de la partie jaune du dedans : 500 g

– Eau : 1/2 litre
– Miel jaune : 500 g

Faire bouillir les fleurs dans l'eau et passer la décoction sans presser. Délayer le miel dans cette décoction. Cuire le tout jusqu'à consistance de sirop, en ayant soin de l'écumer.

Eau d'orge

Elle est utilisée pour les gargarismes.

– Orge mondé : 20 g
– Eau froide : 1 litre
– Miel

Faire macérer l'orge à l'eau froide. Puis porter doucement à ébullition. Laisser bouillonner à petit feu. Ajouter alors le miel.

Miel de feuilles de prunier

Il est utilisé contre la luette enflammée, « vous vous gargarisez et vous serez guéri ».

– Jus de feuilles de prunier : 30 g
– Miel : 30 g

Faire cuire un tout petit peu.

Miel de raisin

Il est propre pour le rhume et il facilite l'expectoration. La dose est de 15 à 30 g par jour.

– Raisins sans pépins : 1 kg
– Eau chaude : 3 litres
– Miel : 1 kg

Faire infuser chaudement le raisin dans l'eau pendant 24 heures. Bouillir ensuite jusqu'à diminution de moitié. Couler en pressant fortement. Faire cuire le miel dans ce liquide, en l'écumant jusqu'à consistance du sirop.

Miel de romarin
Excitant, céphalique, anticolique, carminatif et utérin, il est également fortifiant et antiparalytique. Il fortifie la mémoire.
– Fleurs de romarin : 15 g
– Feuilles de romarin : 30 g
– Eau bouillante
– Miel : 200 g
C'est du miel ordinaire dans lequel on a versé une infusion de romarin.

Miel rosat ou rhodomel
On l'emploie pour faire des gargarismes, pour les maux de la bouche et de la gorge ou pour le muguet des enfants. La dose est de 30 g par tasse.
– Roses rouges sèches : 50 g
– Eau : 200 g
– Miel
Infuser les roses 30 minutes dans l'eau très chaude au bain-marie, passer en écrasant les pétales. Ajouter un poids égal de miel.

Miel violat
Il est utilisé contre la toux, les rhumes et les maux de gorge. On l'emploie également dans les troubles digestifs.
– Violettes : 100 g
– Eau bouillante : 300 g
– Miel : 300 g
C'est du miel ordinaire dans lequel on a versé une infusion de violettes.

Oxymel

Il sert pour dissoudre les humeurs visqueuses qui s'attachent à la gorge et à la poitrine. On l'utilise dans le catarrhe, la toux, l'asthme. On le fait entrer dans les gargarismes. La dose est de 8 à 30 g par jour.

– Miel : 1 kg
– Bon vinaigre blanc : 1/2 litre

Cuire ensemble à douce chaleur jusqu'à consistance de sirop, en ayant soin d'enlever l'écume qui se forme au premier bouillon.

Vins, Alcoolatures et Teintures à usage médicinal

Les Vins

Les vins à usage médicinal sont des préparations qui résultent de l'action dissolvante de deux composantes essentielles du vin :

– l'alcool qui dissout les résines et les huiles volatiles en même temps qu'il aide à la conservation,

– l'eau qui dissout les sels, les gommes, les sucres et les matières extractives.

C'est grâce à cette double capacité dissolvante que le vin pénètre dans les racines, les écorces et autres parties dures des plantes et puise en elles leurs vertus.

Les vins employés aux préparations qui suivent doivent être choisis purs et suffisamment alcooliques pour que la conservation du médicament soit assurée. Ce sont les suivants :

1. Le vin rouge ou blanc de France (10 % d'alcool) auquel on ajoute ordinairement de l'alcool.
2. Les vins dits de liqueurs (Malaga, Madère, Muscat, etc.) qui doivent renfermer au minimum 15 % d'alcool.

Les vins médicinaux sont préparés généralement à froid et en vase clos. Après un contact plus ou moins prolongé suivant la nature des substances, en général 10 jours, on filtre.

Utilisation de l'alcoomètre

Lorsqu'on plonge l'alcoomètre centésimal dans un alcool de degré quelconque à la température de 15°, le degré correspondant au point d'affleurement indique le pourcentage en volume du liquide en alcool absolu.

Pour amener un alcool de degré déterminé à un degré plus élevé ou plus faible, il suffit de lui ajouter de l'alcool absolu ou de l'eau distillée en quantité suffisante, selon le cas.

La conservation des vins médicinaux

Les vins médicinaux sont conservés en lieu frais et dans des bouteilles couchées entièrement remplies et bien bouchées. Leur durée de conservation est liée à leur teneur en alcool. Les vins non liquoreux subissent très rapidement la fermentation acétique.

Appareil locomoteur
(ARTHRITISME, FOULURES, SCIATIQUE)

Vin d'artichaut

C'est un traitement contre les affections du foie, les troubles de la cinquantaine et l'arthritisme. En prendre 1 verre à Bordeaux matin et soir avant les repas.

– Feuilles d'artichaut sèches et coupées menues : 40 g
– Vin blanc sec ou du Midi : 1 litre

Laisser macérer 8 jours.

Vin d'écorce d'orme

Il s'utilise en compresses contre les douleurs de la sciatique. En imbiber des compresses qu'on appliquera aussi chaudes que possible comme révulsif.

– Écorces d'orme : 50 g
– Vin rouge : 1/2 litre
– Eau-de-vie : 100 g

Faire macérer au bain-marie et laisser réduire jusqu'à consistance de sirop.

Vin de rose trémière

En usage externe, c'est une panacée infaillible contre les foulures et la faiblesse des articulations.

– Fleurs de roses trémières
– Vin foncé du Midi

Faire bouillir les fleurs dans le vin.

Cœur, Circulation du sang
(anémie, hémorroïdes, ulcères variqueux)

Vin d'aigremoine

Il s'utilise en lavages pour les ulcères variqueux.

– Feuilles et sommités fleuries sèches d'aigremoine : 100 g
– Vin rouge : 1 litre

Bouillir 5 minutes, laisser infuser 2 heures et passer.

Décoction vineuse de bétoine

Elle active la cicatrisation des plaies infectées et est utilisée dans le traitement des ulcères variqueux.

– Bétoine (plante) : 100 g
– Vin : 1 litre

Faire bouillir 5 minutes et laisser infuser 2 heures, puis passer.

Vin de bistorte

Il s'utilise en cas de diarrhée, pertes blanches et hémorroïdes. Prendre 50 à 150 g par jour.

– Racine de bistorte concassée : 125 g
– Alcool à 45° : 250 g
– Vin rouge de Bordeaux : 750 g

Laisser macérer les racines dans l'alcool 24 heures, en remuant de temps en temps. Ajouter le vin et laisser macérer à nouveau 4 jours. Filtrer.

Vin de cassis

C'est un stimulant incomparable. Il excite l'appétit, aide à la digestion et purifie le sang. C'est un remède souverain contre l'anémie et la chlorose. En prendre 1 verre le matin et 1 le soir.

– Feuilles de cassis sèches ou fraîches : une bonne poignée
– Sucre : 15 g
– Sucre candi : 15 g
– Vin blanc sec : 1 litre

Laisser infuser bien fermé pendant 48 heures.

Vin de centaurée petite

C'est un apéritif de valeur. Il est tonique, stomachique et fébrifuge. Il combat l'anémie, les maux d'estomac (aigreurs, paresse) et la faiblesse générale. Prendre 1 verre à Bordeaux 1 ou 2 fois par jour, avant les repas.

– Centaurée petite (plante) : 50 à 60 g
– Vin de Collioure ou autre vin généreux : 1 litre

Laisser macérer environ 1 semaine, puis filtrer.

Vin de chardon bénit

Recommandé en cas d'anémie, de faiblesse générale, de convalescence et de paresse d'estomac. Prendre 1 tasse à café, matin et soir, pendant quelques jours.

– Capitules desséchés de chardon bénit : 30 à 60 g
– Vin rouge : 1 litre

Faire bouillir à feu doux et cuire jusqu'à réduction de 1/3.

Vin d'écorce de chêne rouvre

Recommandé contre les métrorragies déterminées par les métrites, fibromes utérins, contre la leucorrhée, la blennoragie, les hémorroïdes et les fissures de l'anus. Contre les hémorroïdes, faire des cures de 8 jours. Il calme les diarrhées et angines. Prendre 1 verre à liqueur 2 fois par jour au moment des repas.

– Écorce fraîche et lavée de chêne rouvre : 30 g
– Bon vin rouge : 1 litre

Faire macérer pendant 12 heures, passer, sucrer.

Vin médicinal au fenouil

Ce vin est recommandé contre l'anémie. Il se prend comme apéritif, avant les repas.

– Graines de fenouil écrasées : 150 g
– Vin blanc sec : 1 litre

Faire macérer 8 jours et filtrer.

Vin de gui

Ce vin fait baisser la tension. En prendre 1 verre à Bordeaux par jour, en 2 fois, avant les repas. Faire une cure de 15 jours par mois.

– Feuilles fraîches de gui (provenant de préférence du poirier) : 40 g

– Vin blanc doux : 1 litre
Faire macérer 10 jours.

Vin de kola
C'est un fortifiant, un tonique que l'on utilise dans les états de fatigue, l'anémie, le manque de tension. Prendre 1 verre à Bordeaux avant les repas.
– Noix de kola en poudre : 40 g
– Racine de gentiane : 10 g
– Vin de Grenache ou de Banyuls : 1 litre
Laisser macérer pendant 10 jours, en vase clos.

Vin de marronnier d'Inde
Ce vin est recommandé contre les troubles circulatoires. En prendre 1 verre à apéritif avant chaque repas.
– Écorce de marrons d'Inde : 30 à 60 g
– Vin blanc : 1 litre
Faire macérer et filtrer.

Dermatologie
(eczéma)

Vin de centaurée grande
Apéritif, dépuratif et sudorifique, ce vin est conseillé contre les affections du foie et les maladies de la peau. Il se prend à la dose de 1 verre à Bordeaux avant chaque repas.
– Racine de centaurée coupée : 60 g
– Vin bouillant : 1 litre
Verser le vin sur la plante et laisser reposer le tout pendant 6 heures, filtrer.

Vin pour l'eczéma

Boire 1 verre à Bordeaux de ce vin avant chaque repas midi et soir. Le traitement est de 1 mois. Arrêter 15 jours et reprendre jusqu'à guérison.

– Marrube blanc : 10 g
– Centaurée : 10 g
– Tanaisie : 10 g
– Écorce d'orange amère : 10 g
– Vin blanc sec : 1 litre

Faire macérer 4 jours, filtrer et mettre en litre.

Vin de genièvre

Ce vin est dépuratif. Prendre 1 verre à Bordeaux le matin à jeun.

– Baies de genièvre : 60 g
– Vin blanc : 1 litre

Faire macérer pendant 8 jours.

Fatigue
(fortifiant, stimulant, tonique)

Hipocras d'amandes douces

Il est stomachique, tonique et fortifiant.

– Amandes douces concassées : 65 g
– Cannelle concassée : 24 g
– Sucre : 625 g
– Eau-de-vie : 250 g
– Bon vin rouge ou blanc : 3,5 litres

Faire macérer pendant quelques jours. Passer et verser dans un entonnoir de verre au fond duquel sera placé un « nouet » renfermant gingembre, girofle, macis, cardamine et autres aromates.

VIN DE CANNELLE
Il est tonique, cordial.
– Copeaux d'écorce de cannelle : 30 g
– Vin de Malaga : 1/2 litre
Laisser macérer 6 jours. Il peut se corser d'amandes, de sucre, d'eau-de-vie, de musc et d'ambre.

VIN DE COLOMBO
Ce vin est tonique et stomachique.
– Racine de colombo : 30 g
– Vin de grenache : 1 litre
Laisser macérer 10 jours et filtrer.

CORDIAL FORTIFIANT
– Cacao caraque concassé : 5 g
– Quinquina concassé : 5 g
– Noix de kola : 5 g
– Café concassé : 5 g
– Vin de Frontignan : 1 litre
Laisser macérer 8 jours et filtrer.

VIN D'ÉPINARDS
C'est un vin fortifiant.
– Suc d'épinards frais : 200 g
– Vin : 3/4 de litre
Incorporer l'un à l'autre.

VIN DE LAVANDE
Ce vin est stimulant. En prendre 2 verres à liqueur par jour.
– Sommités fleuries de lavande : 15 à 30 g
– Bon vin rouge : 1 litre
Faire macérer pendant 15 jours.

VIN D'ORIGAN

Pris avant les repas, il est apéritif. Pendant ou après, il est digestif. Entre les repas, il est stimulant et recommandé contre la toux. En prendre 3 verres à Madère par jour.

– Sommités d'origan : 50 g
– Vin doux, genre Muscat ou Banyuls : 1 litre

Laisser macérer 10 jours.

VIN DE QUINQUINA

Il est stomachique, tonique, fébrifuge et il excite l'appétit. Prendre de 60 à 120 g par jour.

– Quinquina jaune : 30 g
– Vin de Malaga : 1 litre

Faire macérer 8 jours et filtrer.

VIN DE ROMARIN

Ce vin est tonique, stimulant, résolutif, cardiaque et bon pour tous les organes. En prendre 2 ou 3 verres à Bordeaux par jour.

– Romarin : 30 à 60 g
– Bon vin : 1 litre

Faire macérer pendant 3 jours.

VIN DE SAUGE

C'est un résolutif pour les gencives et les douleurs dentaires. C'est un tonique, un fortifiant recommandé pour les convalescents et en cas de surmenage physique ou intellectuel. Il convient aussi pour les souffrances morales, les maladies prolongées, la neurasthénie. En prendre 1 verre à Bordeaux à 10 heures et 1 verre à 16 heures.

– Sauge : 70 à 100 g

– Vin de Banyuls, de Muscat ou de Samos : 1 litre
Faire macérer 8 jours dans un récipient fermé et filtrer.

Vin de saule
Ce vin est tonique, fébrifuge, apéritif et stomachique. Prendre 1 verre à Bordeaux avant chacun des 2 principaux repas.
– Écorce de saule : 50 g
– Vin rouge : 1 litre
Faire macérer 15 jours.

Métabolisme
(cholestérol, obésité)

Graines de Jura
Ce vin est diurétique, laxatif et dépuratif. Il agit contre le cholestérol. En boire 1 verre à Bordeaux avant chaque repas, midi et soir. Le traitement est de 1 mois, puis arrêter 15 jours et reprendre jusqu'à guérison.
– Semences de persil : 25 g
– Racine de bardane : 5 g
– Fleurs de pensée sauvage : 3 g
– Écorce de bourdaine : 4 g
– Genièvre : 4 g
– Prêle : 4 g
– Menthe : 4 g
– Écorce de bouleau : 5 g
– Frêne : 5 g
Vin blanc sec : 1 litre
Macérer pendant 15 à 20 jours. Filtrer. Ces graines peuvent également être mises à macérer 4 jours dans 1 litre de bon alcool (genièvre, rhum, cognac, eau-de-vie).

Vin de Quinquina « anti obésité » de Brillat-Savarin

Prendre cette dose 1 jour sur 2 pendant 1 mois avant le petit-déjeuner.

– Quinquina rouge en poudre : 1 c. à c.
– Vin blanc sec : 1 verre

Délayer le quinquina dans le vin.

Organes génito-urinaires (prostate, règles, acide urique, coliques néphrétiques, cystite, aphrodisiaques, diurétiques)

Vin d'alkékenge

Ce vin diurétique et fébrifuge est utilisé en cas de coliques néphrétiques et dans les maladies de la vessie et de l'urètre. Prendre 1 ou 2 verres à liqueur par jour comme diurétique et 1 à 2 verres à Bordeaux par jour comme fébrifuge.

– Tiges, feuilles et baies d'Alkékenge : 30 g
– Bon vin blanc : 1 litre

Faire macérer 10 jours et filtrer. On peut ajouter 300 g de sucre.

Vin de bourse à pasteur

Ce vin restreint l'abondance des règles. Prendre 1 c. à s. toutes les heures.

– Bourse à pasteur sèche : 60 g

– Vin rouge : 1 litre
Laisser bouillir 10 minutes, filtrer.

Vin de bruyère

Ce vin est spécialement recommandé contre la cystite. En usage anti-rhumatismal, ajouter à la bruyère d'autres diurétiques tels que le cassis, la reine des prés, le chiendent.
– Fleurs de bruyère : 15 g
– Genièvre concassé : 15 g
– Aspérule odorante : 15 g
– Vin : 1 litre
Laisser macérer 10 jours, sucrer.

Vin de céleri

Ce vin est réputé pour être aphrodisiaque et diurétique. Prendre 2 ou 3 verres par jour.
– Céleri-rave : une grosse tête
– Sucre : selon les goûts
– Bon vin blanc : 1 litre
Broyer le céleri avec le sucre et faire macérer 48 heures dans le vin, filtrer.

Vin de ményanthe

Ce vin est apéritif, tonique, dépuratif, vermifuge, stomachique et il favorise les règles. En prendre 1 verre à Madère avant chaque repas.
– Feuilles sèches de ményanthe : 30 g
– Vin rouge : 1 litre
Faire macérer pendant 10 jours.

Vin d'oignon

Il est recommandé en cas d'urée, de rétention d'urine, d'albumine ou d'acide urique. Prendre 2 petits verres par jour.

– Oignon coupé en fines tranches : 300 g
– Vin de Marsala ou vin blanc : 1 litre

Faire tremper pendant 3 jours.

Vin scillitique

Il est diurétique et usité dans l'asthme humide. Prendre de 30 à 40 g soir et matin.

– Squames de scille sèches incisées : 32 g
– Vin blanc d'Espagne spiritueux : 1/2 litre
– Alcool (pour empêcher de s'aigrir) : 1/2 verre

Vin de sureau

C'est un vin diurétique. En prendre 100 à 150 g par jour.

– Seconde écorce de sureau : 10 g
– Vin blanc : 1 litre

Laisser macérer 48 heures.

Plaies, Chutes, Contusions
(vulnéraires)

Vin de mille-feuille

Ce vin s'utilise en usage externe pour panser les ulcères. C'est un puissant détersif des gerçures, des engelures et des crevasses.

– Mille-feuille : 40 à 50 g
– Vin : 1 litre
Faire bouillir et laisser macérer 3 jours.

Sphère digestive
(estomac, foie, vésicule biliaire, diarrhées, vermifuges)

Vin d'angélique

Ce vin est tonique, cordial, apéritif et digestif. Il calme les crampes d'estomac et fait disparaître les flatulences. Boire 2 à 3 verres à Bordeaux par jour en guise d'apéritif.
– Tiges ou racine fraîches d'angélique : 50 g
– Vin blanc doux : 1 litre
– Poudre de cannelle fine (facultatif) : 4 g
Boucher, laisser macérer 1 mois et filtrer.

Vin d'aspérule odorante ou vin de reine des bois ou vin de mai

On prépare ce vin au printemps. C'est à la fois une gourmandise et un remède qui met le foie et les reins en bonne condition au moment du changement de saison.
– Sommités fraîches d'aspérule odorante : 60 g
– Bon vin blanc bouillant : 1 litre
Verser le vin bouillant sur l'aspérule et laisser macérer 1/2 heure. Passer et ajouter ensuite du sucre selon le goût (100 g au moins). En corsant avec une c. à s. de bonne eau-de-vie, on obtient un vin de dessert qui, mis à la cave, devient mousseux.

Vin d'aunée

Ce vin fortifie l'estomac, aide la digestion. Il est légèrement sudorifique et propre pour l'asthme. Prendre 3 verres à Bordeaux par jour.

– Racine sèche d'aunée concassée : 60 g
– Vin d'Espagne : 1 litre

Laisser macérer 10 jours et filtrer. Conserver dans des bouteilles bien bouchées.

Vin de benoîte

Il s'emploie contre les douleurs d'estomac, en cas d'entérite et de diarrhée. Prendre 3 verres à Bordeaux par jour.

– Racine de benoîte : 50 g
– Vin : 1 litre

Faire macérer 10 jours et filtrer.

Vin de boldo

Il est stimulant et tonique dans les affections du foie. Prendre 1 verre à liqueur avant les repas, jamais après.

– Feuilles de boldo : 30 g
– Vin de Madère ou Malaga : 1 litre

Laisser macérer 10 jours, filtrer.

Vin de chélidoine

C'est un stimulant hépatique. Prendre 1/2 verre à Bordeaux ou 1 verre entier chaque matin.

– Racine sèche de chélidoine : 15 g
– Vin blanc bouillant : 1 litre

Verser le vin sur les racines et laisser reposer le tout pendant 6 heures. Filtrer.

Apéritif à la gentiane

Il est à la fois tonique et vermifuge. Excellent pour les vieillards fatigués et aide les convalescents à se rétablir. Prendre 2 à 4 verres à liqueur par jour.
– Gentiane écrasée : 15 à 40 g
– Vin de Frontignan : 1 litre
Laisser macérer 10 jours et filtrer.

Vin de mélisse

Ce vin tonique est excellent pour redonner des forces aux personnes âgées. On l'utilise également dans les troubles digestifs. En prendre 1 verre à Bordeaux à 10 heures et à 16 heures chaque jour, pendant 1 mois, ou 2 c. à s. en cas de troubles digestifs.
– Feuilles de mélisse : 50 à 80 g
–Bon vin blanc : 1 litre
Faire macérer 2 jours et filtrer.

Glycéré alcoolique de pissenlit

Ce glycéré favorise la sécrétion de la bile. On l'utilise contre la constipation. Prendre 1 à 2 c. à s. du mélange par jour.
– Suc de racines fraîches de pissenlit récoltées en automne : 100 g
– Alcool à 90° : 18 g
– Glycérine : 15 g
– Eau : 17 g
Bien mélanger.

Vin de racine de potentille

Ce vin est employé contre les diarrhées. En prendre 1 ou 2 verres à porto par jour.

– Racine concassée de potentille : 70 g
– Vin de Banyuls ou Muscat : 1 litre

Laisser macérer 8 jours. Ne pas utiliser d'ustensile en fer car ces racines sont très riches en tanin.

Vin de tanaisie

Ce vin est vermifuge. En prendre 1 verre à Madère après les 2 repas.

– Sommités fleuries de tanaisie : 50 g
– Vin Muscat : 1 litre

Faire macérer pendant 8 jours.

Vin contre les mauvaises digestions

C'est très amer, mais souverain contre les mauvaises digestions. Ce vin peut remplacer l'eau de Mélisse.

– Fleurs d'oranger : 12 boutons
– Camomille : 10 têtes
– Menthe : quelques feuilles
– Mélisse : quelques feuilles
– Alcool à 90°

Pour un flacon de 1/3 de litre environ, mettre les 2/3 de la contenance en alcool et ajouter les plantes. Faire macérer 8 à 10 jours, filtrer.

Système nerveux
(malaises, nervosité)

Vin de ballote noire

Ce vin convient en cas de troubles d'origine nerveuse. Il se prend à la dose de 1/2 verre avant les repas.

– Ballote noire sèche : 50 g
– Vin blanc bouillant : 1 litre

Verser le vin bouillant sur la plante et laisser reposer le tout pendant 6 heures. Filtrer.

Vin de bouleau

Ce vin est apéritif.

– Écorce de jeunes branches de bouleau : 50 à 60 g
– Vin rouge : 1 litre

Faire macérer pendant 10 jours. Filtrer, sucrer selon les goûts.

Eau de mélisse familiale

Elle est utilisée comme cordial en cas de malaises.

– Sommités sèches de mélisse : 500 g
– Eau-de-vie à 75° : 1,5 litre
– Eau-de-vie à 65° : 1,5 litre

Faire macérer la mélisse dans l'eau-de-vie à 75° pendant 4 à 6 jours. Passer en pressant légèrement, filtrer. Sur les résidus de cette opération, verser à nouveau l'eau-de-vie à 65°. Faire macérer 4 à 5 jours, filtrer. Mêler les deux liquides ainsi obtenus.

Voies respiratoires
(asthme, bronchite)

Vin de millepertuis

Il s'emploie en cas d'asthme ou de pertes blanches. En prendre 2 verres à liqueur par jour, entre les repas.

– Millepertuis (plante) : 30 à 50 g
– Vin : 1 litre

Laisser macérer pendant 10 jours.

Alcoolatures

Les alcoolatures ne diffèrent des teintures que par l'emploi des plantes fraîches qui y est fait.

Alcoolature d'ail

Cette alcoolature est employée en cas d'hypertension et de paludisme. En prendre 5 à 6 gouttes dans 1/4 de verre d'eau avant les repas. En cas de crise de paludisme : 10 gouttes dans un peu d'eau toutes les heures pendant 4 heures.
– Ail râpé ou pilé : 50 à 60 g
– Alcool à 90° : 1/2 litre
Faire macérer 4 semaines.

Alcoolature de capucine

Elle s'utilise contre la bronchite, pour les règles. On prend 1 c. à c. 3 fois par jour.
– Feuilles fraîches de capucine : 1 verre bien tassé
– Eau-de-vie blanche : 1 verre
Faire macérer pendant 15 jours. Après avoir filtré, on conserve en bouteilles.

Alcoolature de bois de lierre grimpant

Prendre en 5 prises, de 10 à 40 gouttes par jour. Ne pas dépasser la dose.
– Bois frais de lierre grimpant : 10 g
– Alcool : 100 g
Laisser macérer pendant 15 jours et filtrer.

Élixir de lavande

C'est un puissant vulnéraire en cas de chute, contusions, coupures. On en fait respirer dans les syncopes ou on en lave la tête. Ajouter quelques gouttes ou 1 c. à c. de cet élixir par 1/2 litre d'eau sucrée.

– Fleurs fraîches : 60 g
– Alcool à 32° : 1 litre

Laisser macérer 15 jours à 1 mois. Filtrer.

Alcool de lys

Il s'utilise en application pour la cicatrisation rapide des blessures, coupures et plaies. C'est un excellent antiseptique.

– Fleurs fraîches de lys blanc : 6 fleurs
– Alcool à 70° : 1/4 de litre

On conserve les pétales macérés dans l'alcool.

Alcoolature d'oignon

Diurétique et antiprostatique, elle est recommandée en cas d'acide urique, urée, rétention d'urine ou albumine. En prendre 1 c. à c. par jour.

– Oignon cru broyé : 1 verre bien tassé
– Alcool à 90° : 1 verre

Faire macérer 10 jours, filtrer.

Alcoolature de reine des prés

Sudorifique, diurétique et antirhumatismale, elle est employée en cas de rhumatismes, cellulite et artériosclérose. En prendre 1 ou 2 c. à c. par jour. Cela permet de suivre le traitement au long de l'année.

– Fleurs fraîches de reine des prés : 50 g
– Alcool à 40° : 50 g

Laisser en contact 12 heures et filtrer.

Les Teintures

Les teintures ne sont autres que des médicaments liquides formés par la dissolution dans l'alcool des principes actifs d'une matière végétale sèche. Outre le fait que leur longue conservation et leur faible volume en petites fioles les rendent transportables et donc très utiles à tous moments, leur action concentrée les rend également très efficace à l'usage.

Posologie

Les teintures se prennent à la dose de 1 c. à c. soit pures, soit diluées dans de l'eau, soit sur un morceau de sucre ou avec du miel.

Titrage de l'alcool

Si l'on ne dispose pas d'un alcool au degré déterminé dans les recettes, il suffit de lui ajouter de l'alcool à 90° ou de l'eau distillée en quantité suffisante selon le cas.

Teinture d'arnica

Appliquée en compresses, soit pure, soit mélangée à une partie égale d'eau, cette teinture est un excellent remède contre les contusions. Elle est souvent employée pour le pansement des plaies contuses, soit en lotions, soit en frictions.

– Fleurs d'arnica : 100 g
– Alcool à 60° : 1/2 litre

Laisser infuser 10 jours, passer en pressant à travers un linge et filtrer. Tenir bien bouchée.

TEINTURE D'ARTICHAUT
C'est un traitement contre les affections du foie, les troubles de la cinquantaine et l'arthritisme. Prendre 2 c. à c. dans un peu d'eau, avant chaque repas.
– Feuilles coupées et sèches d'artichaut : 500 g
– Eau-de-vie blanche : 1 litre
Faire macérer pendant 15 jours, presser, filtrer et mettre en bouteilles.

TEINTURE D'AUBÉPINE
Recommandée pour le cœur, l'hypertension et pour calmer le système nerveux. Pour le cœur et contre l'hypertension, prendre 1 c. à c. dans un peu d'eau avant les 2 grands repas, et faire une cure de 20 jours par mois. Pour calmer le système nerveux, prendre 1 c. à c. le soir au coucher.
– Fleurs d'aubépine : 1 tasse
– Eau-de-vie blanche : 2 tasses
Faire macérer pendant 15 jours.

TEINTURE DE BALLOTE NOIRE
Cette teinture est utilisée dans les mêmes cas que le vin de la même plante. Elle se prend à la dose de 1 c. à c. 3 ou 4 fois par jour, selon l'intensité des troubles ressentis.
– Ballote noire sèche : 1 verre bien tassé
– Eau-de-vie blanche : 2 verres
Laisser macérer 15 jours au moins. Passer, filtrer et conserver en flacon bouché.

TEINTURE DE BENJOIN
Elle est employée en fumigations dans les irritations des muqueuses laryngée et bronchique. Elle s'utilise pure contre les gerçures et crevasses du mamelon en le badigeonnant à

l'aide d'un pinceau. Elle est tout à fait inoffensive pour les nourrissons. On l'emploie également pour la toilette, 1 c. à c. dans de l'eau pour ablutions.
– Benjoin pulvérisé : 100 g
– Alcool à 80° : 1/2 litre
Faire macérer pendant 10 jours en agitant de temps en temps puis filtrer.

TEINTURE DE BOLDO
C'est un stimulant dans les affections du foie. Après filtration, prendre 1 c. à c. dans de l'eau, avant les repas.
– Feuilles de boldo pulvérisées : 10 g
– Alcool à 80° : 50 g
Laisser macérer pendant 10 jours en agitant de temps en temps, puis filtrer et mettre en bouteilles.

TEINTURE DE CANNELLE
Elle est tonique.
– Copeaux d'écorce de cannelle concassés : 100 g
– Alcool à 80° : 1/2 litre
Faire macérer 10 jours et filtrer.

TEINTURE DE FEUILLES DE CHÂTAIGNIER
Recommandée contre la bronchite des adultes. En prendre 1 c. à c. au moment des accès de toux.
– Feuilles de châtaignier : 1 verre bien tassé
– Eau-de-vie blanche : 1 verre
Faire macérer 15 jours. Après avoir filtré, on conserve en bouteilles.

TEINTURE DE ROMARIN

Elle s'emploie en frictions contre les rhumatismes et l'arthritisme.

– Romarin : 80 g
– Eau-de-vie ou alcool à 90° : 1 litre

Laisser macérer au soleil pendant 1 mois.

Huiles et Onguents à usage médicinal et Vinaigres à usage corporel

Introduction

Une étude des plantes aromatiques et médicinales et deux années d'expérience dans une herboristerie, m'ont confirmée dans l'idée que les principes actifs des plantes dans leur milieu naturel réalisaient un équilibre souhaitable sur l'individu.

La vie moderne rend quelquefois difficile la préparation d'infusions, décoctions ou macérations, mais si nous acceptons de nous y adonner, nous découvrirons avec délice une autre notion du temps et une autre façon de vivre.

Les Huiles

Douleurs

Huile de camomille

S'utilise en massage contre les rhumatismes, les lumbagos et les névralgies. Elle est adoucissante et fortifiante.

– Camomille sèche : 100 g
– Huile d'olive : 1 litre

Bien boucher le pot, laisser macérer 2 heures au bain-marie, filtrer en pressant. Laisser déposer et décanter le dépôt.

Huile de jasmin

S'applique en compresses sur les endroits douloureux.

– Fleurs fraîches ou sèches de jasmin : 175 g
– Huile d'olive : 1/2 litre

Laisser macérer 6 semaines au soleil. Conserver les fleurs dans l'huile.

Huile de feuilles de laurier

Utilisée en usage externe, cette huile soulage des rhumatismes.

– Feuilles de laurier : 100 g
– Alcool à 70° : 100 g
– Huile d'olive : 1 litre

Laisser macérer les feuilles dans l'alcool 24 heures, dans un pot fermé. Ajouter 1 litre d'huile d'olive et faire cuire au bain-marie pendant 6 heures, sans jamais bouillir. Filtrer, conserver en bouteilles dans un endroit frais.

Huile de lilas

Cette huile est recommandée contre les rhumatismes et la sciatique.

– Fleurs et feuilles de lilas : 300 g
– Huile d'olive : 1 litre

Laisser macérer 1 mois au soleil, passer, filtrer. On peut aussi n'utiliser que des feuilles fraîches, à raison de 2 poignées par 1/2 litre d'huile, ou au contraire des fleurs fraîches seules.

Huile de fleurs de mélilot

Cette huile était considérée comme bienfaisante contre les rhumatismes et la goutte.

– Fleurs de mélilot : 125 g

– Huile d'olive : 1 litre
Bien boucher le pot, chauffer au bain-marie couvert pendant 2 heures, filtrer en pressant puis laisser déposer et décanter le dépôt.

Huile de millepertuis
Cette préparation est précieuse. On l'applique en compresses, que l'on change matin et soir, recouvertes d'une couche de ouate et de bandes de crêpe. Son usage est multiple : elle cicatrise les plaies et guérit les brûlures et coups de soleil ; on l'emploie en lavages pour les ulcères variqueux ; elle est recommandée pour les maladies des jointures, la sciatique, la goutte, elle apaise les douleurs des dents.
– Fleurs de millepertuis : remplir une bouteille
– Huile d'olive : en recouvrir les fleurs
Exposer au soleil pendant quelques jours. l'huile devient bientôt rouge et sera bonne à être employée. La conserver de la même façon que ci-dessus.

Huile de myrte
Cette huile était employée contre les contusions, les entorses ou les ecchymoses à la suite d'une chute.
– Feuilles de myrte : 200 g
– Huile d'olive : 1 litre
Bien boucher le pot, le maintenir à la chaleur 2 heures au bain-marie, filtrer en pressant, laisser déposer et décanter le dépôt.

HUILE D'ORIGAN

S'utilise en frictions contre les douleurs des lumbagos.
– Sommités récentes d'origan (fleurs, feuilles et tiges) : 100 g
– Huile d'olive : 1/2 litre
Bien boucher le pot, cuire au bain-marie bouillant pendant 2 heures, filtrer en pressant. Laisser déposer et décanter le dépôt.

HUILE DE PRIMEVÈRE

Utiliser en frictions contre les contusions, les douleurs musculaires ou articulaires, ou les ecchymoses à la suite d'une chute. Ne pas appliquer sur des affections cutanées.
– Fleurs fraîches de primevère : 250 g
– Huile d'olive : 1 litre
Laisser macérer 6 semaines au soleil, dans un bocal fermé. Filtrer en pressant, laisser déposer et décanter le dépôt.

HUILE DE FLEURS DE ROMARIN

S'emploie en frictions contre les rhumatismes.
– Fleurs de romarin : 100 g
– Huile d'olive : 1 litre
Placer au bain-marie bien chaud pendant 2 heures. Laisser ensuite macérer toute la nuit. Passer en pressant, laisser déposer et décanter le dépôt.

HUILE DE SAUGE

Cette huile est recommandée contre la goutte et la sciatique froide. Au moment de s'en servir, faire chauffer et en frotter la partie qui fait mal. Mettre dessus une feuille de papier blanc et une serviette pliée en double, bien chaude. Bander si possible.

– Feuilles de sauge : 3 poignées
– Huile d'olive : 1 litre

Faire chauffer à feu lent, jusqu'à diminution de moitié. Filtrer en pressant pour faire rendre le jus. Mettre dans une bouteille bien bouchée.

Huile de serpolet

S'utilise contre les douleurs névralgiques et sciatiques.

– Sommités fleuries de serpolet : 40 g
– Huile d'olive : 1 litre

Faire macérer 3 jours au soleil, passer et remettre de nouvelles tiges fraîches jusqu'à ce que l'huile soit très parfumée.

Épiderme

Huile d'aurone

Cette huile s'employait en usage externe pour les ulcères ou les œdèmes.

Aurone (plante) : 250 g
Huile d'olive : 1 litre

Laisser macérer au soleil 6 semaines, passer en pressant, laisser déposer et décanter le dépôt.

HUILE DE FLEURS DE BRUYÈRE

Tamponner une fois par jour avec cette huile les boutons d'acné non écorchés et les dartres. S'en frictionner en cas de rhumatismes.

– Fleurs fraîches de bruyère : 200 g
– Huile d'olive : 1 litre

Laisser macérer 15 jours au soleil, puis chauffer doucement 1 heure au bain-marie. Laisser déposer et décanter le dépôt. Conserver en petits flacons bien bouchés à l'abri de la lumière.

HUILE DE COINGS

Cette huile, employée en lotions ou en compresses, convient dans n'importe quel cas d'irritation, de peaux sèches ou dartreuses.

– Coings encore un peu verts râpés : 1 livre
– Huile d'olive : 1/2 litre

Boucher le pot, laisser infuser à douce chaleur une journée. Cuire au bain-marie bouillant une heure. Filtrer en pressant. Laisser déposer. On peut reproduire l'opération avec de nouveaux coings une deuxième fois.

HUILE DE LAVANDE

Cette huile est recommandée contre les douleurs, les blessures, rhumatismes et enflures à la suite de chute. On l'utilise aussi en onctions contre l'eczéma sec.

– Fleurs de lavande : 40 g
– Huile d'olive : 1 litre

Laisser macérer 3 jours au soleil. Passer et remettre de nouvelles fleurs jusqu'à ce que l'huile soit très parfumée.

Huile de matricaire
Elle est employée contre les coups de soleil.
– Fleurs séchées de matricaire : 25 g
– Huile d'olive : 1/4 de litre
Bien boucher le pot, cuire au bain-marie bouillant pendant 2 heures, filtrer en pressant. Conserver en petits flacons bien bouchés à l'abri de la lumière.

Huile de mille-feuille
S'applique sur les hémorroïdes et les plaies.
– Suc de mille-feuille : 100 g
– Huile d'olive : 100 g
Bien mélanger.

Huile de myrrhe
Cette huile était utilisée contre les « vices de la peau », pour effacer les taches du visage, guérir les dartres et les ulcères.
– Œufs frais cuits durs : 1 douzaine
Retirer la coque, couper par moitié en longueur, évider le jaune. Mettre à la place du jaune, de la belle myrrhe pulvérisée. Rapprocher les deux moitiés d'œuf, les envelopper d'un filet sans serrer. Suspendre à la cave au-dessus d'un récipient. Faire évaporer la liqueur recueillie en la mettant au bain-marie tiède jusqu'à réduction de 1/4 environ.

Huile de nénuphar
Cette huile était utilisée contre la couperose.
– Fleurs blanches de nénuphar concassées : 125 g
– Huile d'olive : 1/2 litre
Mélanger et couvrir d'un papier. Laisser infuser 6 semaines au soleil ou au coin de la cheminée, remuer de temps en temps. Cuire au bain-marie 1 heure et filtrer en pressant.

Huile de bourgeons de peuplier

S'utilise en onctions contre les gerçures, les crevasses et en frictions contre les douleurs articulaires ou musculaires.

– Bourgeons de peuplier concassés : 100 g

– Huile d'olive : 1/2 litre

Faire cuire au bain-marie bouillant pendant 2 heures, filtrer en pressant, laisser déposer et décanter le dépôt.

Huile de roses ou huile rosat

Cette huile est utilisée pour les soins de la peau. Elle est adoucissante et émolliente.

– Roses rouges fraîchement cueillies ou sèches et pilées : 250 g

– Huile d'olive : 1 litre

Mélanger et couvrir d'un papier simple. Exposer pendant 6 semaines au soleil ou « au coin de la cheminée » en remuant de temps en temps. Cuire au bain-marie 1 heure et passer en pressant fortement. Laisser déposer et décanter le dépôt.

Huile de fleurs de sureau

Peut s'employer contre les brûlures.

– Fleurs de sureau fraîches et écrasées : 250 g

– Huile d'olive : 1 litre

Mélanger et couvrir d'un papier simple. Exposer pendant 6 semaines au soleil ou à douce température, en remuant de temps en temps. Cuire au bain-marie 1 heure et passer en pressant. Laisser déposer et décanter le dépôt.

Huile de fleurs de troène ou baume de troène

Elle est réputée contre la cellulite.
– Fleurs de troène fraîches et écrasées : 250 g
– Huile d'olive : 1 litre
Exposer pendant 6 semaines au soleil. Passer en pressant, laisser déposer et décanter le dépôt.

Huile de violettes ou huile violat

Cette huile est utilisée pour les soins de la peau. Elle est adoucissante.
– Violettes avec la partie verte qui les environne et dépouillées de leurs queues : 250 g
– Huile d'olive : 1 litre
Exposer pendant 6 semaines au soleil, en remuant de temps en temps. Cuire au bain-marie 1 heure. Passer en pressant fortement, laisser déposer et décanter le dépôt.

Huile de sucre

Cette huile avait la réputation « d'être fort propre pour embellir le visage, et prise intérieurement pour guérir les maux d'estomac ».
– Œufs frais cuits durs : 1 douzaine
Retirer la coque, couper par moitié en longueur, évider le jaune. Mettre du sucre à la place du jaune. Rapprocher les 2 moitiés d'œuf, les envelopper d'un filet sans serrer. Suspendre à la cave au-dessus d'un récipient. Faire évaporer la liqueur recueillie au bain-marie tiède jusqu'à réduction de 1/4 environ.

NEZ

HUILE DE MARJOLAINE

Utiliser en frictions contre les douleurs des rhumatismes et de la sciatique. On peut également l'employer en gouttes nasales contre le rhume.

– Sommités récentes (fleurs, feuilles et tiges) de marjolaine : 100 g
– Huile d'olive : 1/2 litre

Bien boucher le pot, cuire au bain-marie bouillant pendant 2 heures, filtrer en pressant. Laisser déposer et décanter le dépôt.

HUILE DE MENTHE

Une goutte nasale dans chaque narine tous les matins préserve des rhumes et refroidissements. On l'emploie également en frictions résolutives et fortifiantes contre les lumbagos.

– Menthe fraîche : 1 poignée
– Huile d'olive : 1/2 litre

Laisser macérer au soleil une semaine, dans un vase bien fermé. Puis chauffer au bain-marie pendant 2 heures, filtrer en pressant, laisser déposer et décanter le dépôt.

OREILLES

HUILE D'ABSINTHE

Elle est employée en usage externe contre les contusions et les ulcères. Elle soulage les maladies d'oreilles.

– Sommités fleuries d'absinthe (fleurs, feuilles et tiges à 2 doigts de la tête) : 125 g

– Huile d'olive tiède : 1 litre
Bien boucher le pot, le maintenir à la chaleur 2 heures au bain-marie, filtrer en pressant. Laisser déposeret tirer l'huile par inclinaison pour la séparer du dépôt. Conserver cette huile clarifiée pour l'usage.

HUILE D'IRIS

Cette huile conserve les vertus et la bonne odeur de l'iris. Elle dissipe les douleurs de l'oreille et mûrit le rhume. En application sur la poitrine, elle apaise la toux. Outre ses propriétés adoucissantes, elle est considérée comme détergente et résolutive et peut avancer les suppurations.
– Racines d'iris incisées bien menu : 150 g
– Fleurs d'iris : 150 g
– Huile d'olive : 1/2 litre
Infuser à douce température 24 heures, cuire au bain-marie bouillant 2 heures. Filtrer en pressant. Si on le désire, on peut reproduire l'opération 1 ou 2 fois avec la même huile sur de nouvelles racines et fleurs.

HUILE DE LYS

À raison de 2 ou 3 gouttes dans le conduit auditif externe, cette huile est un remède contre les maux d'oreilles.
– Fleurs fraîches de lys blanc sans la partie jaune : 100 g
– Huile d'olive : 1/2 litre
Exposer au soleil pendant plusieurs jours, puis chauffer au bain-marie à plusieurs reprises. Après quelques semaines ou quelques mois, filtrer et conserver à l'abri de la lumière.

Huile de rue

En laisser tomber le matin et le soir quelques gouttes dans les oreilles, en se penchant pour les laisser bien pénétrer. On bouche ensuite les oreilles avec de la ouate. Ce procédé a parfois donné d'excellents résultats en cas de surdité.

– Rue : 60 g
– Camomille : 60 g
– Huile d'olive chaude : 60 g

Laisser infuser plusieurs jours les produits ensemble.

Les Onguents

Douleurs

Baume de feuilles de laurier

Cette pommade fortifie les tendons et les muscles. En frictions, on s'en sert pour dissiper les douleurs articulaires et rhumatismales. Elle est aussi bienfaisante sur les enflures et les engelures.

– Feuilles de laurier : 100 g
– Saindoux dépuré ou beurre de cacao ou de karité : 400 g

Faire digérer au bain-marie pendant 6 heures. Passer pour éliminer le dépôt.

Pommade de racine de tamier

Cette pommade résorbe les contusions et soulage des rhumatismes.

Cuire la racine contusée dans très peu d'eau pendant plusieurs heures jusqu'à ramollissement. Écraser et malaxer avec le même poids de saindoux, de beurre de cacao ou de karité.

Épiderme

Pommade de mille-feuille

S'applique sur les hémorroïdes, les plaies, la gale, et en cas de douleurs rhumatismales.

– Suc de mille-feuille : 100 g
– Saindoux ou beurre de cacao ou de karité : 100 g

Mélanger à feu très doux. Battre au fouet jusqu'à complet refroidissement.

Pommade d'écorce d'orme

Convient pour les maladies de la peau.

– Écorce d'orme concassée : 100 g
– Saindoux dépuré ou beurre de cacao ou de karité : 200 g

Mettre dans un pot fermé au bain-marie pendant 6 heures. Passer en pressant. Laisser refroidir. Racler par couches pour séparer des déchets.

Pommade de suc de raisin

Cette pommade est un onguent pour guérir les gerçures.

– Suc de raisin noir : 1 ou 2 grappes
– Huile d'amandes douces : 120 g
– Cire jaune : 75 g

Chauffer à douce chaleur jusqu'à disparition de l'humidité. Passer au travers d'un linge fin. Couler dans des boîtes plates pour former des tablettes et conserver ainsi la pommade. On peut l'aromatiser avec quelques gouttes d'huiles essentielles agréables.

Pommade rosat

Rafraîchissante, cette pommade conserve une bonne odeur. Elle agit efficacement contre les gerçures des lèvres.

– Roses rouges fraîchement cueillies et écrasées : 100 g
– Saindoux, beurre de cacao ou de karité : 100 g

Boucher le pot. Garder au bain-marie chaud 6 heures puis au bain-marie bouillant 1 heure. Couler en pressant. Ajouter 100 g de roses pâles fraîches pilées et opérer de la même façon avec celles-ci.

Pommade de sauge

Cette pommade est utilisée contre les ulcères atoniques, les plaies et les contusions.

– Feuilles de sauge : 30 g
– Feuilles de lierre terrestre : 30 g
– Saindoux ou beurre de cacao ou de karité : 250 g
– Cire blanche : 45 g

Cuire le tout ensemble et mettre dans un pot de grès, après avoir retiré les plantes.

Pommade de sceau de Salomon

Cette pommade est appliquée sur les abcès et panaris pour les faire mûrir.

Cuire le rhizome dans très peu d'eau pendant plusieurs heures jusqu'à ramollissement. Écraser et malaxer avec le même poids de saindoux, de beurre de cacao ou de karité.

Pommade de racine de scorsonère

Elle est adoucissante pour les hémorroïdes.

– Pulpe de scorsonère : 100 g
– Saindoux, beurre de cacao ou de karité : 100 g

Faire cuire au bain-marie dans un vase couvert pendant

6 heures. Passer en pressant, laisser figer. Séparer le dépôt qui se trouve dessous. Conserver dans un pot.

Onguent pour guérir les crevasses des mains

– Huile d'olive
– Cire vierge
de chacun un peu

Faire fondre le tout ensemble. « Et puis oignez-en les crevasses, et serez tôt guéri. »

Pommade pour guérir les engelures

– Saindoux ou beurre de cacao ou de karité : 30 g
– Camphre : 10 g
– Aloès en poudre : 3 g

Faire fondre la graisse et mélanger avec le camphre et l'aloès.

Pâte d'amandes amères

S'en servir en se lavant les mains pour les blanchir et les adoucir, notamment en cas d'eczéma. En ce cas, elle remplace le savon. On peut également en mettre sous les aisselles et les pieds en cas de transpiration.

– Amandes douces mondées et pulvérisées : 150 g
– Amandes amères mondées et pulvérisées : 10 g

Mélanger bien exactement et ajouter un peu de glycérine.

Liniment d'amandes douces

Ce liniment est recommandé pour les crevasses.

– Huile d'amandes douces : 15 g
– Beurre de cacao : 15 g

Faire fondre à une douce chaleur et triturer jusqu'au refroidissement.

Pommade de calendula ou souci

Cette pommade adoucissante, anti-inflammatoire et cicatrisante convient en cas d'ulcères, brûlures et engelures.

– Fleurs de souci : 170 g
– Eau : 1/2 litre

Bouillir doucement 3/4 d'heure, filtrer. Ajouter le même poids de poids de saindoux, de beurre de cacao ou de karité que de liquide. Chauffer jusqu'à disparition de l'humidité.

Onguent de guimauve

Cet onguent échauffe, ramollit et facilite la suppuration des abcès et panaris.

Cuire la racine écrasée dans très peu d'eau pendant plusieurs heures. Écraser et malaxer avec le même poids de saindoux ou de beurre de cacao ou de karité.

Pommade de joubarbe

On l'utilise pour les dartres et les maladies de la peau.

– Suc frais de joubarbe : 100 g
– Saindoux ou beurre de cacao ou de karité : 100 g
– Huile d'amandes douces : 100 g

Mélanger à feu très doux. Lorsque l'ensemble est liquéfié et amalgamé, battre au fouet jusqu'à refoidissement complet.

Parasites

Pommade de dauphinelle

Cette pommade antiparasitaire est employée pour détruire l'acarus de la gale, les poux et les punaises. l'utiliser en applications d'environ 1/2 heure, puis laver abondamment.

– Graines de dauphinelles pulvérisées : 15 g

– Saindoux ou beurre de cacao ou de karité : 150 g
Bien malaxer.

Pommade de staphisaigre

En application prolongée sur la tête, suivie d'un shampooing, cette pommade est efficace contre les poux.
– Poudre de semences de staphisaigre : 10 g
– Saindoux ou beurre de cacao ou de karité : 100 g
Malaxer pour obtenir une pommade homogène.

Onguent pour tuer les poux et les lentes

– Savon noir : 45 g
– Aloès en poudre : 2 g
– Soufre pilé : 1,3 g
Mêler ensemble, réduire en forme d'onguent. Frottez le lieu où sont les poux et ils meurent avec les lentes.

Les Vinaigres à usage corporel

Vinaigre aux écorces de cannelle

Il est antiseptique.
– Écorces de cannelle : 100 g
– Fort vinaigre blanc : 1 litre
Laisser infuser 8 à 15 jours en agitant de temps en temps. Passer en pressant puis filtrer.

Vinaigre aux clous de girofle

Il est également antiseptique.
– Clous de girofle : 100 g
– Fort vinaigre blanc : 1 litre
Laisser infuser 8 jours en agitant de temps en temps. Passer en pressant puis filtrer.

Vinaigre de lavande

On peut l'ajouter à l'eau des ablutions et l'utiliser pour les soins de la peau. Il sert de déodorant corporel.

– Fleurs de lavande : 125 g
– Fort vinaigre blanc : 1 litre

Mettre le tout dans une bouteille de verre bien bouchée pour le faire macérer au soleil pendant 15 ou 20 jours. Filtrez-le en pressant et mettez-le en bouteilles.

Vinaigre à la rose

Ce vinaigre est employé dans les ablutions pour la toilette. Astringent, tonique, résolutif, on l'utilise sur les coups de soleil ou pour favoriser la cicatrisation des blessures. Il entre souvent dans la composition de gargarismes à la dose de 1 à 2 c. à s. dans un verre d'eau. Il est bon à sentir contre les mauvaises odeurs. Appliqué sur le front, il peut favoriser le sommeil. En application externe, il aurait la faculté d'arrêter les hémorragies.

– Roses sèches dépouillées de leurs onglets : 125 g
– Fort vinaigre blanc : 1 litre
– Racines d'iris bien sèches pour parfumer (facultatif)

Mettre le tout dans un vase bien bouché et exposé au soleil, en l'agitant de temps à autre pendant 15 jours. Ensuite, passer et filtrer. On peut y ajouter 32 g d'alcool.

Vinaigre de thym

Il est antiseptique.

– Thym : 100 g
– Fort vinaigre blanc : 1 litre

Laisser infuser 8 à 15 jours en agitant de temps en temps. Passer en pressant et filtrer.

Les Recettes

Apéritifs et Digestifs

Généralités

En abordant ce chapitre des « Apéritifs et Digestifs », quelques généralités s'imposent.

Tout d'abord, que le lecteur ne s'étonne pas de ne trouver aucune indication médicinale propre à chaque plante. Comme leur nom l'indique :

– Les « apéritifs » ouvrent l'appétit

– Les « digestifs » facilitent la digestion

Gardons en mémoire que la découverte du *sucre* fut pour nos ancêtres une panacée leur permettant de conserver tout au long de l'année les produits de la terre. D'abord tiré de la canne à sucre et importé de territoires lointains, c'est en France, au début du XIXe siècle, que le sucre fut extrait de la betterave.

Aujourd'hui, bien des personnes seront tentées, à bon escient, de réduire les quantités de sucre indiquées dans les recettes. Il sera plus facile d'en rajouter que d'en retirer, une fois la préparation terminée.

De la même façon, le *clou de girofle* occupait jadis une grande place comme antiseptique et aromate, aussi bien en médecine qu'en cuisine. Sans doute l'usager de notre époque l'emploie-t-il plus modérément, pour éviter de marquer d'un goût trop prononcé les aliments. Libre à lui d'en réduire également la dose dans les recettes qui suivent.

En constatant les nuances très légères qui différencient certaines recettes les unes des autres, l'apprenti liquoriste imaginera volontiers à son tour de subtiles variantes dans le choix des vins et des alcools ou dans les dosages, en fonction de ses propres goûts et des moyens dont il disposera.

C'est néanmoins par souci de fidélité que toutes ces recettes ont été reproduites conformes à leurs origines. L'amateur ne pourra commettre d'erreurs en respectant les dosages et les temps de macération indiqués.

SOINS PARTICULIERS À APPORTER AUX APÉRITIFS ET AUX DIGESTIFS

Le filtrage

Pour filtrer une boisson alcoolique, on se sert :
– soit d'un filtre en papier, avec entonnoir, facile à l'emploi.
– soit d'une « chausse », sorte de poche ou petit sac fait avec un tissu épais de laine ou de coton, du molleton par exemple. Elle doit être terminée en pointe et munie en haut de 2 ou 3 bouts de ficelle qui permettent de la suspendre pendant l'opération.

Si le premier filtrage n'est pas suffisant, on fait passer etrepasser le liquide jusqu'à ce qu'il sorte parfaitement limpide.

La mise en bouteille

Dès que le filtrage est opéré, on procède sans retard à la mise en bouteilles et au bouchage, afin de ne pas laisser évaporer les principes alcooliques et aromatiques. Pour cela, tout doit être préparé d'avance : les bouteilles devront être d'une propreté parfaite et on les laissera égoutter assez longtemps pour qu'elles soient complètement sèches.

Les bouchons

On doit choisir des bouchons fins et bien sains pour ne pas communiquer de mauvais goût. Il faut rejeter ceux qui sont trop mous ou trop durs, ceux qui sont vermoulus et cassants, ceux qui ont déjà servi. En un mot, tous ceux qui sont défectueux. On les trempe à moitié dans de l'eau-de-vie ou du vin, afin de rendre l'introduction plus facile, et on les enfonce de force au moyen d'un bouche-bouteille.

La conservation

On doit déposer les bouteilles dans un lieu qui ne soit ni trop chaud, ni trop froid, ni humide. Une agitation trop fréquente leur nuit. Une trop grande lumière en altère les couleurs.

Une boisson alcoolique toute fraîche, quoique bien faite, n'a jamais ce goût exquis que le temps lui confère. Ce n'est donc qu'après que le liquide a un peu vieilli, que le sucre couvre la force de l'esprit et le bouquet des aromates, et que les saveurs se fondent uniformément.

Les Apéritifs

Il est impressionnant de noter le nombre de recettes élaborées au cours des temps et douées de propriétés apéritives. Nul doute qu'elles jouaient un rôle important dans les familles, les hospices ou autres lieux de soins.

Le plaisir que pouvaient en éprouver les usagers n'est pas exclu. Toutefois, c'est par curiosité que le consommateur d'aujourd'hui teste l'un ou l'autre apéritif pur à base de gentiane ou de marrube. Il ne pourra réprimer une grimace, et son palais accoutumé aux saveurs édulcorées supportera difficilement ce breuvage amer.

On conçoit qu'en période de disette, de malnutrition ou d'épidémie infectieuse, ces apéritifs représentaient un palliatif pour fortifier l'organisme et surmonter la fatigue, le lymphatisme et l'anémie.

Une certaine tendance vise actuellement à refréner le goût et l'usage de l'alcool. Néanmoins, tout maître ou toute maîtresse de maison sera bien aise d'agrémenter ses repas de fête et d'offrir à ses hôtes un apéritif « maison » qui provoquera une agréable surprise, prédisposera les convives à une meilleure digestion et dissipera une quelconque morosité. Sous peine d'encourir des risques, il est dommage de nepouvoir reproduire ici des dénominations de marques (ex : *Byrrh*, *Cînzano, Martini*, etc.) sous lesquelles se transmet ce savoir populaire.

Conservation

Les apéritifs s'améliorent après un vieillissement de quelques semaines. Aussi convient-il d'attendre un mois pour les consommer. Ils se conservent plusieurs mois et il n'y a donc pas d'inconvénient à en préparer plusieurs litres à la fois.

Dégustation

Selon une tradition couramment établie, quelques-unes de ces recettes étaient assorties de mentions telles que « Consommer sec ou avec des glaçons », « Déguster glacé », « Servir très frais, seul ou coupé d'eau gazeuse ».

C'est donc cette fraîcheur que nous retiendrons pour le bon usage des apéritifs.

Posologie

De même, il n'était pas rare de voir spécifier des doses telles que : « Boire 2 à 3 verres à Bordeaux par jour, en guise d'apéritif », « Prendre 1 verre à Bordeaux avant les repas », « Prendre 1 verre à Bordeaux 1 ou 2 fois par jour, avant les repas », « Prendre 1 à 2 petits verres avant les repas ».

Nos anciens ne lésinaient pas ! Devons-nous les suivre sur cette voie ? Chacun reste juge et libre de répondre à cette interrogation.

Il existe de nombreux apéritifs à réaliser soi-même avec des plantes.

Vin d'écorce de bouleau
– Écorce de jeunes branches de bouleau : 50 à 60 g
– Vin rouge : 1 litre
Faire macérer pendant 10 jours. Filtrer, sucrer selon le goût.

Apéritif à la camomille
– Fleurs de camomille : 30 à 60 g
– Bon vin rouge ou blanc : 1 litre
Laisser macérer 1 mois au frais et à l'ombre. Filtrer, sucrer selon le goût.

Vin de baies de cassis
– Baies de cassis : 250 g
– Très bon vin blanc de Bordeaux : 1 litre
– Sucre : 200 g
– Eau-de-vie : 3 verres à liqueur
Écraser les baies, verser la pulpe dans un grand bocal fermant hermétiquement, ajouter le vin. Fermer le bocal et laisser macérer 8 jours. Filtrer en pressant. Ajouter le sucre, chauffer en remuant pour faire fondre le sucre. Dès que la surface blanchit, retirer du feu. Laisser refroidir. Ajouter l'eau-de-vie, mettre en bouteilles, boucher solidement et laisser vieillir à volonté.

Vin apéritifde cerfeuil
– Cerfeuil : 20 g
– Centaurée petite : 50 g
– Vin blanc : 1 litre

– Miel : à volonté.
Laisser macérer 48 heures et filtrer.

Apéritif à la chicorée
– Chicorée : 1 c. à c.
– Eau-de-vie : 1 verre
– Vin : 1 litre moins 1 verre
– Sucre : 20 morceaux
Laisser macérer 5 jours et filtrer.

Marquisette au citron
Au moment de servir, ajouter l'eau gazeuse et les glaçons.
– Citron : 1
– Sucre : 10 morceaux
– Bon vin blanc demi-sec : 1 bouteille
– Rhum : un verre à liqueur
– Eau gazeuse non salée : 1 litre
Quelques heures avant de servir cette boisson extrêmement rafraîchissante, frotter les morceaux de sucre sur le zeste de citron pour les parfumer. Mélanger sucre, vin, jus de citron, rhum et laisser macérer.

« La Plata »
Servir très frais.
– Beau citron bien mûr coupé en morceaux, sans enlever la peau
– Sucre en poudre : 100 à 200 g
– Vin blanc sec : 1 litre
– Eau de Seltz ou Perrier : 1 litre
Laisser macérer. En été, ajouter à ce mélange 2 belles pêches bien mûres.

VIN PANACHÉ D'ESTRAGON

Verser en apéritif avec glace pilée ou mélangé de vin blanc sec.

– Feuilles d'estragon : 50 g
– Alcool à 80° : 1/2 litre
– Eau : 1 litre
– Sucre : 1 kg

Verser l'alcool sur les feuilles et laisser macérer 3 jours, puis filtrer. Faire un sirop avec l'eau et le sucre. Mélanger les deux préparations à froid et mettre en bouteilles avec une petite branche d'estragon.

HYPOCRAS DE GENIÈVRE

– Baies de genièvre concassées : 30 baies
– Vin blanc : 1 litre
– Alcool à 80° : 50 g
– Sucre : 100 g
– Vanille : 1 gousse

Faire macérer les baies dans le vin 3 ou 4 jours. Ajouter l'alcool. Au bout de 24 heures, incorporer le sucre et la vanille. Bien remuer pour faire fondre le sucre. Filtrer et mettre en bouteilles.

VIN APÉRITIF AMER À BASE DE GENTIANE

– Gentiane : 5 g
– Orange amère : 5 g
– Quinquina : 10 g
– Eau-de-vie : 1 verre
– Sucre : 200 à 250 g

Faire macérer les plantes dans l'eau-de-vie.

Vin de noix

– Grosses noix vertes coupées en quatre : 12 noix
– Vin blanc ou rouge : 1/2 litre
– Eau-de-vie à 50° : 1/2 litre
– Sucre : 500 g

Ce vin se fait en août-septembre. Laisser macérer l'ensemble dans un grand bocal en grès ou en verre, le plus longtemps possible (de 1 à 3 mois). Filtrer et mettre en bouteilles.

Vin de feuilles de noyer

– Feuilles sèches de noyer : 50 g
– Eau-de-vie : 1 verre
– Vin rouge 12° : 1 litre
– Sucre : 150 g

Faire infuser les feuilles de noyer dans l'eau-de-vie 48 heures. Ajouter le vin, et laisser macérer 24 heures, puis ajouter le sucre et filtrer.

Apéritif genre vermouth italien à base d'écorces d'oranges amères et de camomille

À déguster glacé.

– Écorces d'oranges amères : 30 ou 40 g
– Camomille : 30 ou 40 fleurs
– Sucre : 30 ou 40 morceaux
– Vanille : 1 gousse
– Rhum : 1 verre à bordeaux
– Vin blanc sec ou vin rouge 12° : 1 litre

Laisser macérer 6 jours et filtrer.

PORTO AUX ÉCORCES D'ORANGES SÉCHÉES

– Écorces d'oranges séchées : 100 g
– Eau-de-vie : 1/2 litre
– Sucre : 250 g
– Vin blanc sec : 2 litres

Faire macérer les écorces dans l'eau-de-vie au moins 15 jours. Ajouter le sucre et le vin. Attendre 8 jours et filtrer.

« VIN COLETTE » AUX ORANGES FRAÎCHES

– Oranges coupées en quartiers sans les peler : 1 kg
– Très bon vin blanc de Bourgogne : 1 litre
– Sucre : 250 g
– Bonne eau-de-vie : 1 verre à moutarde

Mettre les oranges dans une soupière ou un grand bocal, les arroser de vin et boucher. Laisser macérer 1 semaine. Puis transvaser le tout dans une casserole inoxydable, ajouter le sucre, faire chauffer sur feu doux sans laisser bouillir, et en remuant pour faire fondre le sucre. Retirer du feu, ajouter l'eau-de-vie. Filtrer, mettre en bouteilles, boucher soigneusement. Laisser reposer une semaine avant de le servir.

LA SANGRIA ANDALOUSE

Servir cette délicieuse boisson bien glacée, coupée à volonté d'eau de Seltz ou d'eau Perrier.

– Oranges : 4
– Citron : 1
– Vin blanc, rouge ou rosé : 1 litre
– Sucre en poudre : 100 g
– Cannelle en poudre : 1 pincée ou un petit bâton

Dans une grande coupe en verre, couper les oranges et le citron en tranches fines avec leur peau. Verser sur les fruits les autres ingrédients. Laisser macérer 5 ou 6 heures.

Apéritif genre vermouth à base d'orange entière
–Orange piquée avec une aiguille à tricoter de toutes parts : 1
– Chicorée : 1 c. à s.
– Sucre : 25 morceaux
– Vin blanc moelleux : 1 litre
– Eau-de-vie (marc) : 1 verre
Laisser macérer 8 jours en remuant tous les jours.

Autres apéritifs

Genre « Alicante »
– Jus de raisin frais : 100 g
– Liqueur de brou de noix : 15 g
– Cannelle : 10 g
– Vin de Roussillon (Grenache, Banyuls ou autre) : 200 ml
– Alcool à 90° : 200 ml
Laisser macérer 15 jours, en agitant de temps à autre, décanter et mettre en bouteilles.

Genre « Ambroisie »
– Coriandre : 15 g
– Girofle : 4 g
– Anis vert : 4 g
– Eau-de-vie vieille : 2 litres
– Vin blanc : 1 litre
– Sucre : 1 kg
– Eau : 1, 200 litre
Faire macérer les plantes dans l'eau-de-vie pendant 1 mois, décanter et filtrer. Ajouter le vin et un sirop composé du sucre et de l'eau.

Hypocras épice

– Cannelle : 4 g
– Muscade en poudre : 15 g
– Macis : 1 pincée
– Clous de girofle concassés : 3
– Sucre : 80 g
– Très bon vin blanc : 1 litre
– Alcool à 90° : 50 g

Faire macérer les plantes dans l'alcool pendant 48 heures. Ajouter le vin et le sucre. Laisser à nouveau infuser 24 heures, filtrer et mettre en bouteilles.

Genre « Madère »

– Figues sèches hachées : 50 g
– Fleurs de sureau : 2 g
– Sucre : 50 g
– Vin blanc bouillant : 1 litre

Jeter tous les ingrédients dans le vin bouillant. Agiter le mélange pendant 1/2 heure ou tout au moins jusqu'à ce que le sucre soit bien dissous. Puis filtrer et mettre en bouteilles.

Genre « Malaga »

– Cônes de houblon secs : 2 g
– Fleurs de sureau : 1 g
– Raisins secs : 50 g
– Caramel : 10 g
– Miel : 50 g
– Cognac : 100 ml
– Vin blanc : 1 litre
– Liqueur de cassis : 10 g

Faire macérer les ingrédients dans le cognac et le vin pendant quelques jours. Filtrer. Ajouter la liqueur de cassis et laisser reposer quelques jours avant de mettre en bouteilles.

Le Nectar

C'est un apéritif merveilleux et fort ancien qui rend, disait-on, immortel. Servir de préférence chambré.

– Cannelle : 2 g
– Clous de girofle pulvérisés : 2 g
– Coriandre : 8 g
– Anis vert : 2 g
– Alcool à 45° ou très bonne eau-de-vie : 1 litre
– Très bon vin blanc : 1 litre
– Sucre : 500 g
– Vanille : 1/2 gousse
– Eau : 600 g

Faire macérer un mois, dans un bocal hermétiquement bouché, les plantes dans l'alcool. Puis ajouter le vin et le sirop fait avec l'eau, la vanille et le sucre. Filtrer et mettre en bouteilles.

Les Digestifs

Généralités

Les digestifs sont des boissons alcooliques sucrées obtenues en faisant macérer des fruits dans de l'eau-de-vie additionnée de sucre.

Ils portent parfois le nom de*Crème* ou *Ratafia* lorsque les plantes en macération sont des substances aromatiques. Ils sont appelés *Vespetro*, mot formé des premières lettres de « vesser », « péter » et « roter » à cause des vertus carminatives de ces digestifs.

Cette classification n'est pas rigoureuse et le lecteur avisé s'étonnera de trouver les noms de *Marasquin* et de *Rossolis* associés à des digestifs sans aucune similitude avec le Marasquin de Zara à base de cerise « marasque », ni avec les Rossolis italiens à base de pétales de roses rouges, de fleurs d'oranger, de cannelle et de girofle. Ces termes reproduits ici sont le fidèle reflet des sources auxquelles ont été puisées les recettes.

Outre leur rôle digestif incontestable, ces liqueurs sont, par tradition, appréciées en cas de malaise, d'émotion forte ou de grande fatigue. Il n'est que d'en faire l'expérience pour s'en convaincre.

Indépendamment des conseils généraux exposés au chapitre des Apéritifs et des Digestifs (p. 123), il convient d'apporter quelques précisions pour garantir une parfaite réussite des digestifs.

Extraction et clarification des sucs de plantes

Il est essentiel de ne pas laisser fermenter les sucs de fruits avant de les mélanger à l'alcool. Il faut les employer de suite dans la crainte d'une altération qui nuirait beaucoup à ladélicatesse des digestifs.

Le collage

Le collage des boissons alcooliques a pour but de leur donner de la limpidité, en précipitant les matières solides qu'elles tiennent en suspension et qui peuvent nuire à leur conservation. On les « colle » à l'aide de blanc d'œuf battu avec un peu d'eau à l'état d'écume ou de neige. On verse ce mélange dans le liquide à clarifier et on fouette activement dans tous les sens afin de bien opérer le mélange. Le plus simple modèle de fouet consiste en une baguette plusieurs fois refendue. Tous les digestifs que l'on colle doivent être filtrés.

Sirop de sucre

Le sirop de sucre est obtenu par dissolution de 1,8 kg de sucre dans un litre d'eau, soit à froid en remuant fréquemment, soit à chaud. En tout état de cause, seul un sirop entièrement froid doit être mélangé au liquide alcoolisé.

Conservation des digestifs

Un digestif « se bonifiera un peu chaque matin » et pourra de ce fait être conservé plusieurs années, selon les critères précisés page 125 de ce chapitre des Apéritifs et des Digestifs. l'arôme des digestifs est mis en valeur lorsqu'ils sont servis à température ambiante.

Liqueur d'abricot

– Abricots : 1 kg
– Vin blanc : 2 litres
– Sucre : 700 g
– Bonne eau-de-vie : 3/4 de litre
– Cannelle : 7 g

Faire cuire les abricots dans le vin. Dès que celui-ci commence à bouillir, ajouter le sucre, l'eau-de-vie et la cannelle. Retirer la bassine du feu, verser son contenu dans une terrine et laisser infuser 5 jours. Passer et mettre en bouteilles.

Abricotine

– Abricots : 300 g
– Eau : 300 ml
– Alcool à 90° : 300 ml
– Cannelle : 1 pincée
– Vin blanc : 500 ml
– Sucre : 1 kg

Éplucher les abricots, les débarrasser de leurs noyaux. Les faire cuire dans l'eau, passer la pulpe ainsi obtenue au tamis fin et la mélanger à l'alcool. Laisser infuser pendant quelques jours, avec la cannelle. Filtrer, puis ajouter un sirop obtenu en cuisant ensemble le vin et le sucre.

Ratafia de crème de noyaux d'abricots

– Noyaux d'abricots : 50 noyaux
– Alcool à 90° : 1 litre
– Sucre
– Eau

Casser les noyaux et conserver la moitié des coquilles. Monder les amandes (enlever leur peau) en les faisant infuser un instant à l'eau bouillante. Puis les jeter dans l'alcool avec les coquilles conservées. Laisser infuser pendant 2 mois, en plaçant au soleil le bocal qu'on agite de temps en temps. Au jus filtré, ajouter un sirop obtenu en faisant dissoudre, suivant qu'il s'agit de liqueur fine ou de crème, de 500 à 1500 g de sucre par litre d'eau. Employer autant de litres de sirop que de litres d'alcool obtenus.

Ratafia de fleurs d'acacia

– Fleurs d'acacia blanc fraîches
– Eau-de-vie
– Sirop de sucre
– Cannelle
– Girofle

Remplir un bocal de fleurs d'acacia, presser légèrement et couvrir d'eau-de-vie. Faire macérer quelques jours au soleil et décanter. Ajouter le sirop (1/2 litre de sirop pour 1 litre de liquide obtenu), la cannelle et le girofle. Filtrer.

Crème d'ananas

– Un ananas frais épluché (ou un ananas en conserve)
– Vanille : 1/2 gousse
– Alcool à 90° : 1 litre
– Sirop simple : 500 g

Broyer l'ananas de manière à en obtenir une sorte de pulpe. Mettre celle-ci à macérer avec la vanille dans l'alcool pendant une quinzaine de jours et agiter de temps à autre. Décanter et filtrer. Puis ajouter le sirop. On peut colorer cette liqueur au safran (1 g ajouté à la macération), ou au caramel (quantité suffisante ajoutée avant filtrage).

Crème d'angélique

– Tiges fraîches d'angélique : 300 g
– Alcool à 90° : 300 ml
– Eau : 400 ml
– Sucre : 600 g

Fragmenter en petits morceaux les tiges d'angélique et les faire infuser une huitaine de jours dans l'alcool. Filtrer. Ajouter l'eau dans laquelle on a fait dissoudre le sucre. Mettre en bouteilles ou en cruchons et laisser vieillir.

Ratafia d'angélique

– Semences d'angélique : 5 g
– Tiges fraîches d'angélique : 5 g
– Amandes amères mondées et concassées : 10 g
– Alcool à 80° : 400 ml
– Eau : 400 ml
– Sucre : 100 à 200 g

Faire macérer les plantes dans l'alcool pendant une quinzaine de jours, en agitant de temps à autre. Filtrer et ajouter l'eau dans laquelle on aura fait dissoudre le sucre.

Anisette demi-fine

– Graines d'anis vert concassées : 25 g
– Alcool à 90° : 1 litre
– Eau : 1 litre
– Sucre : 500 g

Laisser macérer les graines d'anis dans l'alcool pendant une huitaine de jours. Filtrer. Puis ajouter l'eau dans laquelle on aura fait fondre le sucre.

Crème d'anis

– Graines d'anis entières : 25 g
– Eau-de-vie à 22° : 1 litre
– Sucre : 125 g
– Eau : 3/4 de litre

Laisser infuser pendant 10 jours les graines d'anis dans l'eau-de-vie. Ajouter le sucre dissous dans l'eau. Laisser reposer quelques jours jusqu'à ce que la liqueur soit claire. Filtrer.

Liqueur d'aurone mâle (Arquebuse)

– Feuilles d'aurone : 40 g
– Sucre : 40 morceaux
– Eau-de-vie : 1 litre

Laisser macérer la plante dans l'eau-de-vie pendant 40 jours, filtrer et ajouter le sucre.

Ratafia de badiane

– Semences de badiane : 20 g
– Eau-de-vie à 20° : 1 litre
– Sucre : 150 g

Laisser macérer 12 heures, passer, filtrer.

Liqueur de basilic

– Feuilles fraîches de basilic : 40 g
– Alcool de fruits : 1 litre
– Sucre : 500 g

Faire macérer le basilic dans l'alcool au moins 1 mois. Filtrer et ajouter le sucre fondu sur le feu avec un peu d'eau, bouillir et refroidir.

CRÈME DE CACAO
- Cacao torréfié et broyé : 300 g
- Vanille : 1/4 de gousse
- Alcool à 80° : 1 litre
- Eau : 1/2 litre
- Sucre : 800 g

Faire macérer le cacao et la vanille dans l'alcool pendant 15 jours. Filtrer et ajouter l'eau dans laquelle on a fait dissoudre le sucre.

CRÈME DE CAFÉ
- Café moka : 100 g
- Amandes amères : 20 g
- Alcool : 800 ml
- Eau : 500 ml
- Sucre : 1 kg

Dans un bocal en verre on met l'alcool et le café et on laisse macérer pendant 15 jours. On filtre et l'on ajoute le sucre dissous dans l'eau.

LIQUEUR DE CANNELLE
- Cannelle : 50 g
- Vanille : 1 gousse
- Eau : 1/2 litre
- Sucre : 1 kg
- Alcool à 90° : 1/4 de litre

Verser les épices dans l'alcool. Laisser macérer 10 jours, en remuant quotidiennement. Filtrer. Préparer le sirop de sucre à chaud et laisser refroidir. Verser le sirop dans l'alcool parfumé.

Cassis fin

– Cassis bien mûrs : 600 g
– Feuilles de cassis : 25 feuilles
– Cannelle : 1 g
– Girofle : 1/2 g
– Alcool : 1 litre
– Sucre : 700 g
– Eau : 3/4 de litre

Cette liqueur se prépare dans un bocal vert. Pendant 25 jours, mettre à macérer dans l'alcool et sans les rompre les baies de cassis avec les feuilles, la cannelle et le girofle. Après ce temps, filtrer sans presser, ajouter le sirop et filtrer encore 10 jours après.

Crème de cassis

Mettre des baies de cassis à sec dans une bouteille, en alternant une couche de fruits et une couche de sucre en poudre. Boucher et laisser macérer plusieurs mois, en agitant de temps en temps. La liqueur obtenue après filtration est d'un parfum délicieux, mais il faut compter 5 à 6 bouteilles de baies pour obtenir une seule bouteille de crème de cassis. En versant un peu de cette crème dans un verre de vin blanc, on obtient un « kir ».

Ratafia de cédrat

– Zestes de cédrats récents : 35 g
– Vieille eau-de-vie : 1 litre
– Sucre : 125 g

Laisser macérer seulement 6 heures. Passer et filtrer.

RATAFIA DE CERISES OU « GUIGNOLET »

– Cerises aigres avec leurs noyaux, débarrassées des queues : 1 kg
– Alcool à 85° : 1/2 litre
– Sucre : 500 g
– Eau : 1/2 litre

Faire macérer les fruits dans l'alcool pendant 1 mois. Exprimer le jus, filtrer, et ajouter le sucre dissous dans l'eau.

RATAFIA DE GRENOBLE

– Cerises noires des bois, sans queues, écrasées avec leurs noyaux : 500 g
– Alcool à 24° : 2 litres
– Sucre : 500 g

Laisser macérer les cerises dans l'alcool pendant 1 mois. Exprimer le jus en pressant les cerises. Ajouter le sucre réduit en sirop. On aromatise si l'on veut avec des zestes de citron. Filtrer.

KIRSCH

– Noyaux de cerises sauvages bien mûres : 3/10e de litre
– Eau-de-vie à 50° : 1 litre
– Sucre : 400 g

Dépouiller entièrement les noyaux de leur chair en les lavant avec soin. Lorsqu'ils sont secs, les concasser dans un mortier bien net. Les mettre ensuite à macérer avec leurs amandes dans l'eau-de-vie, pendant 3 semaines. La macération terminée, on filtre et on mélange le sirop composé du sucre et de l'eau. Après 15 jours de « digestion », on filtre encore.

Liqueur de citron

– Zeste de citron : 5 g
– Cannelle : 1 g
– Clous de girofle : 1 g
– Safran : 1/2 g
– Alcool à 90° : 1 litre
– Sucre : 500 g
– Eau chaude : 1 litre

Râper le zeste des citrons et le mettre à macérer avec les autres plantes dans l'alcool pendant 48 heures. Passer sur un linge fin, filtrer et ajouter le sucre fondu dans l'eau chaude.

Liqueur de coings

Piler, râper les coings, et abandonner la pulpe 48 heures en lieu frais. En exprimer le jus à travers un linge, ajouter un volume égal d'eau-de-vie (ou moins si l'on désire une liqueur moins forte). Puis ajouter :

– Sucre : 250 g par litre de mélange
– Cannelle : 1 pincée
– Clous de girofle : quelques-uns

Laisser macérer pendant 2 mois, et mettre en bouteilles.

Ratafia de coing

– Coings
– Sucre : 500 g par litre
– Eau-de-vie : 1 litre

Râper des coings bien mûrs. En mettre la pulpe à égoutter sur un tamis de crin. Recueillir le jus dans lequel on ajoute 500 g de sucre par litre et 1 litre d'eau-de-vie. Mettre en flacons et laisser vieillir.

Liqueur d'estragon

On peut ajouter quelques gouttes de cette liqueur lorsqu'on fait flamber un steak ou un poulet.

– Feuilles d'estragon frais : 50 g
– Eau-de-vie : 1 litre
– Sucre : 300 g
– Eau : 1/2 verre

Faire macérer l'estragon dans l'eau-de-vie pendant 2 mois. Passer, et ajouter un sirop obtenu avec l'eau et le sucre.

Ratafia de fenouil

– Graines sèches de fenouil : 20 à 30 g
– Eau-de-vie ordinaire : 2 litres
– Sucre : 500 à 600 g
– Eau : 1/4 de litre

Briser les graines de fenouil entre deux feuilles de papier, avec un marteau. Faire infuser dans l'eau-de-vie pendant 8 jours. Ajouter le sucre fondu dans l'eau. Filtrer.

Alcoolature de fraises

Cette préparation s'emploie pour aromatiser des glaces, des liqueurs, etc.

– Fraises bien mûres : 1 kg
– Alcool fort : 1 litre

Faire macérer pendant 15 jours, remuer souvent. Passer le liquide en pressant, filtrer. Conserver en bouteilles bien bouchées, bouteilles assez petites pour ne contenir que la ration nécessaire pour un seul emploi.

Fraisette

– Fraises bien mûres : 1 kg
– Cerises : 100 g

– Alcool à 90° : 1,100 litre
– Sucre : 600 g
– Eau : 250 g

Faire macérer pendant 1 mois les fraises dans un litre d'alcool. Parallèlement, faire macérer les cerises dans 100 g d'alcool. Filtrer. Mélanger à ces infusions alcooliques un sirop fait avec le sucre et l'eau. Filtrer après un repos de quelques jours.

Liqueur de fraises

– Fraises bien mûres et bien saines : 1 kg
– Alcool à 90° : 1 litre
– Sucre : 1 kg
– Eau : 1 litre

Nettoyer les fraises, les écraser et verser dessus un sirop bouillant effectué avec le sucre et l'eau. Mélanger parfaitement, puis passer à l'étamine et laisser refroidir. Ajouter l'alcool et filtrer.

Ratafia de fraises

Placer des fraises mûres écrasées dans de l'eau-de-vie blanche, en bocal bien bouché. Exposer ce dernier au soleil pour que la chaleur active la macération. Laisser en contact 15 jours en remuant de temps à autre. Filtrer, et ajouter par litre de liquide 300 g de sucre dissous à chaud dans la plus petite quantité d'eau possible. Aromatiser à volonté avec cannelle ou macis.

Alcoolature de framboises

Elle se prépare de la même façon que l'alcoolature de fraises ci-dessus et sert aux mêmes usages.

Crème de framboises
– Framboises entières : 1 kg
– Alcool : 1 litre
– Sucre : 500 g
– Eau : 3/4 de litre
Mettre à infuser les framboises dans l'alcool pendant 25 jours. Exprimer le jus, ajouter le sirop et après quelques jours de digestion, filtrer.

Marasquin aux framboises
– Framboises rouges : à volonté
– Eau-de-vie de bon goût : 1,5 litre
– Sucre : 100 à 175 g par litre de jus
– Kirsch : 3 à 6 petits verres
Mettre des framboises rouges à volonté dans l'eau-de-vie. Après 15 jours de macération, exprimer le plus possible de jus. Ajouter le sucre et le kirsch. Filtrer. Cette liqueur de superbe couleur, d'un goût et d'un parfum exquis, gagne en vieillissant.

Ratafia de framboises
Placer les fruits mûrs écrasés dans de l'eau-de-vie blanche, en bocal bien bouché. Exposer ce dernier au soleil pour que la chaleur active la macération. Laisser en contact 15 jours, en remuant de temps à autre. Filtrer et ajouter par litre de liquide 400 g de sucre dissous à chaud dans la plus petite quantité d'eau possible. On ajoute parfois au ratafia de framboises, pour modifier agréablement sa saveur, 1/6e de ratafia de cerises.

Liqueur de génépi

– Feuilles de génépi : 4 g
– Feuilles de menthe poivrée : 2 g
– Semences de fenouil : 1 g
– Semences d'anis vert : 1 g
– Semences d'angélique : 1 g
– Semences de carvi : 1 g
– Semences de coriandre : 1 g
– Noix de muscade : 0,20 g
– Clous de girofle : 0,20 g
– Myrrhe : 0,20 g
– Alcool à 90° : 1 litre
– Sucre : 600 g
– Eau : 600 g

Toutes les substances grossièrement écrasées sont mises à infuser dans l'alcool pendant 8 jours, en agitant de temps à autre le récipient. Faire dissoudre le sucre dans l'eau et ajouter à l'infusion. Après 2 jours, filtrer.

Liqueur de genièvre

– Baies de genièvre fraîches, bien mûres et bien saines : 90 g
– Cannelle : 1/2 g
– Girofle : 1/2 g
– Macis : 1/2 g
– Eau-de-vie : 1 litre
– Sucre : 300 à 400 g

Faire macérer les baies de genièvre dans l'eau-de-vie pendant 4 jours maximum, sans les écraser. Passer sans presser. Ajouter le sirop, la cannelle, le girofle et le macis réduits en poudre grossière. Laisser 10 jours et filtrer. (Au lieu des 3 derniers aromates, on peut mettre un peu d'angélique.)

Liqueur de genièvre

– Baies de genièvre concassées : 100 g
– Eau-de-vie : 2 litres
– Sucre : 1 kg

Faire d'abord fondre le sucre dans la quantité d'eau nécessaire, mettre sur le feu et faire bouillir légèrement pour écumer. Mettre tous les produits dans un vase en grès que l'on bouche hermétiquement, et laisser macérer pendant 15 jours, en remuant de temps en temps. Passer à la chausse (voir page 124) et mettre en bouteilles. Cette liqueur gagne beaucoup en vieillissant.

Ratafia de genièvre

– Baies sèches de genièvre entières : 64 g
– Eau-de-vie à 21° : 2 litres
– Sucre : 300 g

Laisser macérer peu de temps, passer et filtrer.

Liqueur de géranium rosat

– Pétales de géranium rosat : 100 g
– Eau-de-vie à 65° : 1 litre
– Sucre : 1 kg
– Eau : 2 litres

Broyer légèrement au mortier les pétales de géranium. Verser dessus un sirop chaud composé du sucre et de l'eau. Laisser en contact quelques heures, puis jeter sur un tamis de crin. Ajouter l'eau-de-vie, filtrer et mettre en bouteilles bouchées hermétiquement.

Ratafia de groseilles

– Groseilles saines : 4 kg
– Alcool à 24° : 2 litres

– Sucre : 380 g
Laisser macérer les fruits dans l'alcool, passer en pressant, ajouter le sucre et filtrer.

Ratafia de jasmin
Cette liqueur est excessivement agréable.
– Fleurs de jasmin : 200 g
– Eau-de-vie : 1 litre
– Sucre : 500 g
– Eau : 1 litre
Faire fondre le sucre dans l'eau. Jeter les fleurs de jasmin dedans et faire faire 2 ou 3 bouillons. Laisser refroidir et ajouter l'eau-de-vie. Laisser infuser 15 jours, filtrer et mettre en bouteilles.

Ratafia de limon
– Zestes de limon : 64 g
– Vieille eau-de-vie : 2 litres
– Sucre : 250 g
Laisser macérer seulement 6 heures, passer et filtrer.

Liqueur de mandarine
– Mandarines : 6
– Eau-de-vie : 1 litre
– Sucre : 500 g
– Eau : 1/2 litre
Mettre les écorces des mandarines à macérer 15 jours dans l'eau-de-vie. d'autre part, faire un sirop avec l'eau et le sucre en le cuisant 10 minutes, et y presser le jus des mandarines lorsqu'il sera froid. Filtrer ce sirop et le conserver dans un récipient bien bouché. Au bout de 15 jours, filtrer la liqueur et la mêler au sirop.

Crème de menthe

– Menthe poivrée sèche : 10 g
– Alcool : 1 litre
– Sucre : 700 g
– Eau : 3/4 de litre

Mettre à macérer les sommités sèches de menthe poivrée pendant 10 jours dans l'alcool, passer et ajouter le sirop obtenu avec le sucre et l'eau. Filtrer 12 à 15 jours après.

Ratafia de menthe

C'est un puissant digestif.
– Sommités fraîches de menthe : quelques–unes
– Eau-de-vie : 1 litre
– Sucre : 250 à 300 g
– Eau : 250 à 300 g

Faire infuser la menthe dans l'eau-de-vie pendant quelques jours. Ajouter le sucre fondu dans l'eau.

Liqueur de merises

– Merises bien mûres, dénoyautées et équeutées : 500 g
– Eau-de-vie à 40° : 2 litres
– Sucre : 250 à 500 g

Placer les merises dans l'eau-de-vie dans un bocal bien bouché exposé au soleil pendant 25 jours. Parallèlement, concasser la moitié des noyaux et les exposer au soleil dans un peu d'eau-de-vie, dans les mêmes conditions. Mélanger les deux produits, filtrer et ajouter le sucre.

Ratafia de merises noires

– Merises noires bien mûres, écrasées avec leurs noyaux : 1 kg
– Zeste de 1 citron
– Eau-de-vie à 65° : 1,5 litre
– Sucre : 1 kg
– Eau : 1/2 litre

Faire macérer 1 mois les fruits dans l'eau-de-vie. Passer et filtrer. Ajouter un sirop obtenu par dissolution à froid du sucre dans l'eau.

Liqueur au miel

– Miel : 1 kg
– Eau : suffisamment pour former 2 litres de mélange
– Bon alcool : 3/4 de litre
– Vanille : 1 gousse

Ajouter l'eau au miel et réduire à 1 litre par la cuisson. Mélanger à froid avec l'alcool dans lequel on a laissé macérer la vanille coupée en morceaux, pendant 8 à 10 jours. Filtrer 8 jours après et mettre en bouteilles.

Ratafia de millepertuis

– Fleurs de millepertuis : 125 g
– Eau-de-vie : 1 litre

Mettre dans une bouteille et laisser infuser 15 jours au soleil. La liqueur devient d'un beau rouge. Si l'on ajoute 60 g de sucre, on obtient une liqueur apéritive et digestive excellente. On se trouve très bien d'en prendre 1 c. à s. chaque soir avant de se coucher.

Brou de noix
– Noix nouvellement formées (nouées) et brisées : 30 noix
– Cannelle : 1 g
– Girofle : 1 g
– Eau-de-vie : 1 litre
– Sucre : 350 g
– Eau : 125 g
Laisser macérer les plantes dans l'eau-de-vie pendant 8 jours. Ajouter le sucre fondu dans l'eau. Filtrer. Cette liqueur cordiale prend de la qualité en vieillissant.

Eau de noix
– Noix récemment formées (nouées) avec brou : 6 noix
– Macis : 1/4 de g
– Cannelle : 1/4 de g
– Girofle : 1/4 de g
– Alcool : 1 litre
– Sucre : 700 g
– Eau : 3/4 de litre
Faire macérer les plantes dans l'alcool pendant 20 jours, tirer au clair et mélanger le sirop obtenu avec le sucre et l'eau. 10 jours après, filtrer.

Ratafia de brou de noix
– Noix vertes récemment formées et pilées grossièrement : 30 noix
– Cannelle : 3 g
– Muscade : 3 g
– Clous de girofle : 3 g

– Alcool : 1 litre
– Sucre : 300 à 750 g
Faire macérer les plantes dans l'alcool pendant 3 mois. Filtrer et ajouter le sucre. Laisser vieillir.

Ratafia d'œillets à la provençale
– Œillets jaspés mondés : 500 g
– Suc de framboises : 350 g
– Safran : 1 g
– Alcool à 21° : 1 litre
– Sucre : 250 g
Laisser macérer 8 jours, exprimer et filtrer.

Liqueur de fleurs d'oranger
– Pétales de fleurs d'oranger : 125 g
– Eau-de-vie : 1 litre
– Sucre : 750 g
– Un peu d'eau
Couvrir les pétales d'eau-de-vie et laisser infuser pendant 6 semaines. Filtrer. Faire fondre le sucre dans l'eau et lui laisser prendre 4 ou 5 bouillons. Écumer, retirer du feu et ajouter l'eau-de-vie qui était sur les pétales. Bien remuer, laisser refroidir et mettre en bouteilles.

Ratafia de fleurs d'oranger
– Fleurs d'oranger mondées : 250 g
– Vieille eau-de-vie : 1 litre
– Sucre : 185 g
Macérer seulement 6 heures et filtrer.

Liqueur d'orange « Le Pendu »

– 1 orange
– Eau-de-vie à 50° : 1 litre
– Sucre concassé : 250 g

Le bocal doit être choisi d'une contenance d'au moins 2 à 3 litres. On y dépose l'eau-de-vie et le sucre. On l'obture hermétiquement avec un bouchon auquel un fil tient suspendue l'orange. Le fruit ne doit pas toucher au liquide, et il faut qu'il y ait un espace d'environ 1,5 cm à 2 cm au moins entre l'orange et lui. On abandonne le bocal ainsi fermé dans un endroit sec et de température plutôt élevée (un placard par exemple) pendant 2 mois. L'évaporation de l'alcool imprègne l'orange et lorsque celle-ci est saturée, elle laisse tomber des gouttes dans l'alcool. Il s'établit ainsi un circuit et l'alcool finit par être complètement parfumé. On retire ensuite l'orange qui est devenue sèche, dure, tout son suc ayant passé dans la liqueur. Celle-ci est très parfumée.

Ratafia d'écorces d'oranges amères

Ce ratafia est tonique et digestif.
– Zestes secs d'oranges amères : 50 g
– Clous de girofle : 1 g
– Cannelle : 1 g
– Eau-de-vie : 1 litre
– Sucre : 250 g

Faire infuser les plantes dans l'eau-de-vie pendant 10 jours. Ajouter le sucre dissous dans l'eau. Si on désire avoir une liqueur rouge, on y ajoute un peu de bois de Pernambouc.

Liqueur d'orange et café : « le 44 »

– Orange : 1
– Sucre : 44 morceaux

– Café : 44 grains
Eau-de-vie : 1/2 litre
Laisser macérer 44 jours.

Liqueur d'écorces d'oranges douces

– Écorces sèches d'oranges douces : 200 g
– Zestes de 3 oranges fraîches
– Sucre : 2 kg
– Alcool à 85° : 250 ml
– Eau : 1 litre

Les oranges sont débarrassées de leur zeste que l'on met à infuser dans l'alcool avec les écorces d'oranges douces préalablement ramollies à l'eau chaude. Au bout de 48 heures, on ajoute le sucre dissous dans l'eau et si l'on veut, on colore. Puis on filtre ou on colle, suivant le cas. On met en cruchons de grès.

Liqueur d'amandes de noyaux de pêches

– Amandes amères de noyaux de pêche : 74 g
– Cannelle : 5 g
– Girofle : 1 g
– Muscade : 1 g
– Alcool à 90° : 1 litre
– Sucre : 1, 250 kg
– Eau

Piler les amandes amères contenues dans les noyaux de pêche. Laisser macérer les plantes dans l'alcool pendant 5 jours. Ajouter ensuite un sirop comprenant en parties égales sucre et eau. Colorer en jaune foncé avec du caramel.

Liqueur de prunelle

– Prunelles bien mûres ayant subi les premières gelées : 1 kg
– Alcool à 90° : 2 litres
– Sucre : 500 g à 1 kg

On récolte les prunelles quand elles sont bien mûres, et même lorsque les premières gelées les ont ridées. On les écrase avec leurs noyaux, puis on les met à macérer pendant environ 1 mois dans l'alcool. On filtre après cette macération, et on lave le filtre avec 1 litre d'eau pour épuiser les sucs. On ajoute finalement le sucre et on met en cruchons.

Ratafia de raisin

– Raisin bien mûr (blanc et noir mélangés si l'on veut) : 5 kg
– Cannelle réduite en menus fragments : 2 g
– Girofle : 2 g
– Coriandre : 2 g
– Bonne eau-de-vie : 1 litre
– Sucre : 200 g par litre de liquide

Égrener le raisin. Faire cuire ces grains à feu doux, en remuant constamment avec une spatule de bois. Jeter sur un tamis et recueillir le jus. Lorsque celui-ci est refroidi, y ajouter l'eau-de-vie dans laquelle on a fait macérer pendant 8 ou 15 jours les aromates. Après 1 mois de contact, filtrer, ajouter le sucre et mettre en bouteilles. Laisser vieillir.

Crème de roses

Cueillir des fleurs bien épanouies parmi les variétés à l'arôme le plus fin. Mettre les pétales en couches minces, séparées par des lits de sucre en poudre, dans un bocal à large ouverture. Au moment où l'on veut préparer la liqueur, on verse sur le mélange de pétales et de sucre un volume égal d'eau-de-vie à 50°. Après 1 jour ou 2 de contact, on filtre.

Liqueur de sauge fine

- Fleurs de sauge officinale : 8 g
- Eau-de-vie : 1 litre
- Sucre : 400 g

Macérer les fleurs dans l'eau-de-vie pendant 12 jours, passer et ajouter le sucre. 10 à 12 jours après, filtrer.

Liqueur de tanaisie

Comme vermifuge, prendre 1 c. à s. à jeun.

- Sommités fleuries de tanaisie : 50 g
- Eau-de-vie : 1 litre
- Sucre : 500 g

Laisser macérer les sommités coupées menues dans l'eau-de-vie pendant 10 jours. Passer et ajouter le sucre.

Crème de thé

- Thé : 250 g
- Alcool à 90° : 1/2 litre
- Sirop de sucre : 1/2 litre
- Eau bouillante : 1/2 litre

Préparer une infusion concentrée avec le thé et l'eau bouillante. Laisser refroidir et filtrer. Ajouter l'alcool et le sirop de sucre. Mettre en bouteilles.

Crème de vanille
– Vanille : 5 ou 6 belles gousses
– Alcool à 90° : 1 litre
– Sucre : 2 kg
– Eau : 1 litre
Préparer un sirop avec le sucre et l'eau. Le verser bouillant dans un récipient de terre contenant la vanille découpée en menus morceaux. Quand le sirop est froid, ajouter l'alcool. Après 8 jours de contact, filtrer et mettre en flacons bien bouchés.

Liqueur de vanille
– Vanille : 4 ou 5 belles gousses
– Eau-de-vie : 2 litres
– Essence de roses : 1 goutte (facultatif)
– Sucre : 1,5 kg
Fendre les gousses de vanille et les couper en morceaux. Les mettre à infuser dans l'eau-de-vie, ajouter si vous le désirez 1 goutte d'essence de roses mêlée à l'avance à 1/2 verre d'eau-de-vie. Au bout de 6 semaines, faire fondre le sucre arrosé d'un peu d'eau et lui laisser faire 4 ou 5 bouillons, écumer. Retirer du feu, et ajouter l'eau-de-vie préalablement filtrée. Remuer et mettre en bouteille.

Liqueur de verveine
– Verveine : 40 g
– Sucre : 500 g
– Vanille : 1/2 gousse
– Alcool à 45° : 1 litre
Laisser macérer la verveine et la vanille dans l'alcool

pendant 2 semaines. Filtrer et ajouter le sucre. Quand le sucre est entièrement fondu, la liqueur est bonne à consommer.

Les digestifs dont suivent les recettes résultent d'un composé de plantes. Certaines formules portent le nom courant de marques commerciales connues du public qui, par mesure de précaution, ne sont pas reproduites ici.

Liqueur des 3 semences

– Semences d'anis vert : 6 g
– Semences d'angélique : 6 g
– Semences de fenouil : 6 g
– Eau-de-vie : 0,900 litre
– Sucre : 500 g
– Eau : 0,100 litre

Faire macérer les semences dans l'eau-de-vie pendant 10 jours, ajouter le sucre dissous dans l'eau, filtrer.

Liqueur ou ratafia des 4 graines

– Graines d'angélique : 12 g
– Graines de fenouil : 12 g
– Graines de coriandre : 6 g
– Graines de céleri : 6 g
– Eau-de-vie à 60° : 1 litre
– Sucre : 400 g
– Eau : 250 ml

Faire macérer les graines dans l'eau-de-vie pendant 15 jours ou 1 mois. Filtrer. Ajouter le sucre dissous dans l'eau.

Rossolis des 6 graines

– Semences d'anis : 32 g
– Semences de fenouil : 32 g
– Semences d'aneth : 32 g
– Semences de coriandre : 32 g
– Semences de carvi : 53 g
– Semences de daucus de Crète : 32 g
– Eau-de-vie à 21° : 2 litres
– Sucre : 500 g

Faire macérer les semences dans l'eau-de-vie pendant 10 jours, ajouter le sucre et filtrer.

Ratafia des 7 graines

– Semences d'angélique : 5 g
– Semences de carvi : 5 g
– Semences de coriandre : 5 g
– Semences de fenouil : 5 g
– Semences d'aneth : 5 g
– Semences d'anis : 5 g
– Semences de cumin : 5 g
– Eau-de-vie : 1,200 litre
– Sucre : 230 g

Concasser grossièrement les semences et les faire infuser 1 mois dans l'eau-de-vie. Ajouter le sucre et filtrer.

Vespetro

– Semences d'angélique : 8 g
– Semences de coriandre : 15 g
– Semences de fenouil : 1 pincée
– Semences d'anis : 1 pincée

– Citrons : 2 zestes (sans le blanc) + le jus des citrons
– Bonne eau-de-vie : 2 litres
– Sucre : 500 g
Mettre les plantes dans l'eau-de-vie et laisser macérer 8 jours. Passer, ajouter le sucre, filtrer et mettre en bouteilles.

Parfait amour
– Thym : 30 g
– Macis : 10 g
– Coriandre : 10 g
– Vanille : 8 g
– Cannelle : 15 g
– Zeste de citron : 40 g
– Bonne eau-de-vie : 2 litres
– Sucre : 2 kg
Faire macérer les plantes dans l'eau-de-vie pendant 6 jours. Ajouter le sirop, mélanger, teinter au carmin et passer.

Liqueur provençale
– Pétales de roses : 50 g
– Pétales d'oranger : 25 g
– Pétales de jasmin : 25 g
– Cannelle : 2 g
– Iris de Florence : 2 g
– Alcool à 90° : 1 litre
– Sucre : 1 kg
– Eau : 1 litre
Mettre à macérer les plantes dans l'alcool pendant 15 jours, puis filtrer. Ajouter le sucre dissous dans l'eau.

Ratafia des 4 fruits

– Cassis (épluchés et écrasés) : 400 g
– Framboises : 300 g
– Cerises (écrasées avec les noyaux) : 400 g
– Merises (écrasées avec les noyaux) : 400 g
– Alcool à 90° : 1,5 litre
– Sucre : 1,4 kg
– Eau : 1 litre

Faire macérer les fruits dans l'alcool pendant 15 jours. Filtrer et ajouter le sucre dissous dans l'eau.

PUNCH (BOISSON CHAUDE)

Préparer une infusion de thé à raison de 40 à 60 g de thé par litre d'eau. On ne doit laisser infuser le thé que 5 à 6 minutes, et ne point en verser tout d'un coup la totalité de l'eau bouillante sur les feuilles, mais en 4 ou 5 fois et de minute en minute. Avec 1 kg de sucre, sucrer 2 litres 1/2 de cette infusion que l'on verse encore chaude sur 2 citrons coupés en rondelles. Ajouter aussitôt 2 litres 1/2 de rhum, en le versant à l'aide d'une cuiller pour qu'il se maintienne en surface. Enflammer le rhum et le laisser brûler sans remuer. Quand le punch est froid, le filtrer et le mettre en cruchons.

« LA LIQUEUR DU CURÉ »

– Safran : 0,50 g
– Anis vert : 1 g
– Mélisse : 2 g
– Semences d'angélique : 3 g
– Menthe : 2 g
– Bourgeons de sapin : 2 g

– Alcool à 90° : 1 litre
– Sucre : 600 g
– Eau : 3/4 de litre

Laisser macérer les plantes dans l'alcool pendant 5 jours. Filtrer et ajouter un sirop préparé avec le sucre et l'eau. Filtrer.

Hypocras

– Cannelle : 4 g
– Clous de girofle : 2 ou 3 clous
– Macis : 2 g
– Vin blanc ou rouge : 1 litre
– Alcool : 50 g
– Sucre : 80 g

Faire macérer les plantes dans l'alcool pendant 2 ou 3 jours. Puis ajouter le vin et le sucre. Agiter, filtrer et conserver en flacons bien bouchés. l'hypocras peut être parfumé avec de la vanille ou de l'iris de Florence que l'on mêle en faible quantité aux aromates ; ou bien encore en le faisant passer sur des zestes de cédrat, sur des fruits (fraises, framboises, etc.), ou enfin en additionnant la liqueur, avant filtrage, d'une infusion d'angélique, baies de genièvre, noyaux d'abricots et de pêches.

Boissons de ménage

Boisson d'alkékenge

– Baies d'alkékenge : 2 poignées
– Eau : 1 litre

Bouillir doucement 5 minutes, infuser 10 minutes. Filtrer, boire frais.

Boisson d'alléluia

– Feuilles d'alléluia : 30 g
– Eau : 1 litre

Bouillir doucement 5 minutes, infuser 10 minutes. Filtrer, boire frais.

Lait aromatisé à l'avoine

– Grains d'avoine : 1 poignée
– Lait bouillant

Aromatique voisin, par son odeur, de celui de la vanille. On le développe en grillant modérément une poignée de grains d'avoine dans une poêle à frire. On jette l'avoine, encore chaude, dans du lait bouillant et on tamise. Le lait ainsi traité peut parfumer du chocolat, des crèmes, etc.

Limonade de berberis ou épine-vinette

– Baies de berberis : 30 g
– Eau : 1 litre

Bouillir doucement 5 minutes, infuser 10 minutes. Filtrer, boire frais.

Lait aux coques de cacao

Des coques de cacao bouillies dans du lait constituent une boisson nourrissante propre au petit-déjeuner.

Macératé de feuilles de citronnier

Très rafraîchissant.
– Feuilles de citronnier coupées menu : 30 g
– Eau froide : 1 litre
Laisser macérer 12 heures, filtrer, boire frais.

Vinaigre de framboises

Agréable et rafraîchissant, convient au moment des grandes chaleurs.
– Framboises avant leur trop grande maturité, mondées de leur pédoncule : 1,5 kg
– Bon vinaigre blanc : 1 litre
Laisser macérer 10 jours, passer sans presser, filtrer. Sucrer à volonté, avec sucre ou miel. S'emploie comme un sirop.

Eau de table au frêne, aubier de tilleul et fenouil

– Feuilles de frêne : 10 g
– Aubier de tilleul : 10 g
– Semences de fenouil : 2 c. à c.
– Eau : 1 litre
Bouillir doucement pendant 5 minutes l'eau, le frêne et l'aubier de tilleul. Ajouter les semences de fenouil. Laisser infuser 1 heure. Filtrer, boire frais.

Bouillon aux herbes
Désaltérant.
– Oseille : 40 g
– Cerfeuil : 20 g
– Laitue : 20 g
– Eau : 1 litre 1/4
– Feuilles de bette : 20 g
Bouillir pendant une bonne heure. Ajouter le sel, passer. Peut servir à préparer des bouillies de farine : 1 c. à c. de farine de riz, d'orge ou d'avoine cuite avec 100 g de bouillon.

Boisson au houblon
– Houblon : 10 à 15 g
– Réglisse : 5 g
– Eau bouillante : 1 litre
Laisser infuser les plantes 10 minutes dans l'eau bouillante, filtrer et boire frais.

Sirop de mûres
Rafraîchissant.
– Mûres un peu avant maturité : 1 kg
– Sucre : 1 kg
Mêler les fruits entiers et le sucre, chauffer doucement. Ne faire prendre que quelques bouillons. Passer sans presser. Mettre en bouteilles lorsque le sirop est refroidi.

Boisson de table aux feuilles de noyer
– Feuilles de noyer : 20 g
– Réglisse : 5 g
– Eau : 1 litre
Laisser macérer 12 heures, filtrer et boire frais. On peut

aussi faire infuser les plantes 10 minutes dans l'eau bouillante, filtrer et boire frais.

Orangeade

– Oranges non pelées, coupées en tranches : 2
– Sucre frotté sur l'écorce : 65 à 125 g
– Eau froide : 1 litre

Laisser reposer 12 heures, filtrer, boire frais.

Liqueur de fleurs de pissenlit sans alcool

Apéritive et digestive.

– Fleurs de pissenlit : 1 litre 1/2
– Raisins secs : 250 g
– Oranges coupées en rondelles : 2
– Citrons coupés en rondelles : 2
– Sucre : 1 kg
– Eau bouillante : 2 litres

Verser l'eau bouillante sur les fleurs de pissenlit. Laisser reposer 24 heures, passer. Ajouter les autres ingrédients et laisser macérer à la cave 3 semaines, en remuant tous les jours. Couvrir le pot avec une mousseline (non hermétiquement). Passer d'abord avec une passoire, puis filtrer.

Jus de pruneaux

Cette boisson plaît aux malades.

– Pruneaux : 125 g
– Eau : 1 litre 1/2
– Sucre ou miel : à volonté

Faire cuire jusqu'à obtention de 1 litre de liquide.

Coco, ou macération de réglisse

– Réglisse coupée fin : 10 à 15 g
– Coriandre (facultatif) : en petite quantité
– Eau froide : 1 litre

Faire macérer pendant 12 heures, passer, boire frais.

Coco aromatisé

– Réglisse : 20 g
– Eau-de-vie : 60 g
– Vinaigre de vin : 15 à 20 g
– Eau : 4 litres

Faire bouillir la réglisse dans l'eau pendant 1/2 heure. Ajouter l'eau-de-vie et le vinaigre. Filtrer et conserver en bouteille. Cette boisson peut être consommée immédiatement. Si on veut la parfumer, on met dans un entonnoir un bouquet de plantes aromatiques (sauge, lavande, mélisse) et l'on verse dessus la décoction encore bouillante. Après quoi, on filtre.

Boisson à la rose

– Conserve de rose liquide : 15 g
– Jus de citron : 1
– Eau froide : 1/2 litre

Bien battre le tout ensemble. Filtrer. En prendre dans un verre de temps en temps.

Verjus

– Suc acide et astringent du raisin encore vert : 200 g
– Eau froide : 1 litre

Bien mélanger. Boire frais.

Vin chaud

Reconstituant, prévient la grippe et les refroidissements.
– Cannelle : 1 bâton (10 g)
– Sucre : 250 g
– Citron : 1 rondelle par verre
– Vin rouge ordinaire 11° à 12° : 1 litre

Faire chauffer le vin, la cannelle et le sucre. Quand ce mélange est bien chaud, c'est-à-dire quand il commence à blanchir et fumer, verser dans des verres à Bordeaux un peu grands, au fond desquels sera déposée une rondelle de citron. Servir brûlant.

Vin chaud flambé

Recommandé contre la grippe.
– Cannelle : 3 g
– Clous de girofle : 2 clous
– Miel : 1 cuillerée
– Vin rouge ordinaire 11° à 12° : 1 verre

Bouillir 3 minutes le vin et les épices. Enflammer le liquide en l'inclinant et verser immédiatement sur le miel préparé au fond des tasses.

Grog chaud

Pour veillées d'hiver.
– Citron pressé : 1/2
– Miel : 1 c. à s.
– Rhum : 1 petit verre
– Cannelle : 2 petites écorces
– Eau : 1 tasse

Faire bouillir la cannelle dans l'eau pendant 5 minutes. Mélanger le tout et servir bouillant.

Boissons fermentées

Outre ses usages en matière domestique, de jardinage ou de teintures végétales, le principe de la fermentation procure à l'homme un certain nombre de produits comestibles.

Parmi ceux-ci figure une gamme de boissons fermentées très saines, légèrement alcoolisées, dont le lecteur appréciera de trouver ici les recettes précises. Les personnes soucieuses de vie naturelle y puiseront comme à une source de bien-être.

La fermentation

Elle consiste à faire macérer des végétaux dans de l'eau ou dans leur propre jus pendant quelques jours ou semaines. Les sucres contenus dans la pulpe où ils se trouvent dissous sont transformés en alcool.

Les cuves et les tonneaux

La fermentation des boissons s'opère dans des cuves ou tonneaux de capacité variable. Autrefois en bois, les cuves se font maintenant en fibre de verre. Elles peuvent faire office de cuve ou de tonneau, étant pourvues d'un couvercle intérieur, amovible, réglable, en métal inoxydable.

Pour de petites quantités, on peut utiliser un récipient en matière plastique alimentaire (seau à vendange) ou une grande marmite émaillée. Rappelons que la plupart des jus de fruits sont acides et ne doivent pas être mis en contact avec du métal.

Les cuves

Les cuves sont à vase clos ou à vase ouvert. l'emploi de ces dernières offre une plus grande commodité pour la manipulation et ne présente pas d'inconvénient lorsque le cuvage ne doit être que de courte durée.

Les cuves doivent être nettoyées, frottées et lavées avec soin, avant d'y rien déposer, afin de faire disparaître tout principe vicié.

On doit laisser à la partie supérieure de la cuve un vide de 30 à 40 cm, destiné à contenir le jus qui pendant la fermentation tumultueuse remonte avec l'écume.

Ce vide est encore nécessaire pour contenir et conserver une couche épaisse de l'acide carbonique qui se dégage. Ce gaz étant plus lourd que l'air, chasse celui-ci et prend sa place. Il l'empêche ainsi d'être en contact avec la macération qui par ce moyen est moins exposée à l'influence des germes d'altération.

Les tonneaux

1 – Tonneaux neufs

Avant d'utiliser un tonneau neuf, il faut laver le fût à différentes reprises, avec de l'eau bouillante dans laquelle on a fait dissoudre une poignée de sel. Après avoir versé l'eau bouillante dans le tonneau, on le bouche et on l'agite dans tous les sens. La chaleur ainsi concentrée fait sortir du bois son amertume et lui ôte en même temps les mauvais goûts qu'il pourrait communiquer au liquide. Dès que l'eau s'est refroidie, on la jette, on rince le tonneau avec de l'eau froide et on place la bonde en bas pour le faire égoutter.

2 – Tonneaux usagés

Lorsqu'il s'agit de nettoyer un tonneau qui a récemment servi, le plus souvent il suffit de le rincer à différentes reprises avec de l'eau froide, jusqu'à ce qu'elle en sorte parfaitement claire. Si l'eau froide ne suffisait pas, on emploierait l'eau bouillante, après y avoir fait dissoudre une poignée de sel.

3 – Soufrage des tonneaux

Un tonneau qui resterait vide pendant quelque temps, fut-il ouvert ou fermé, ne tarderait pas à s'altérer. Le soufrage préserve de toute altération celui qui ne doit être utilisé que plus tard, car le soufre, en brûlant, fait disparaître l'oxygène contenu dans l'air du tonneau et forme de l'acide sulfureux qui se dissout dans l'humidité de sa surface intérieure. Ordinairement on pratique le soufrage au moyen de mèches préparées exprès que l'on trouve dans des magasins spécialisés pour la cave. On ne doit jamais soufrer un tonneau qui n'a contenu que de l'eau-de-vie ou de l'alcool, et à plus forte raison, celui qui en a contenu récemment.

Au moment d'utiliser le tonneau, il suffira de le rincer énergiquement à l'eau claire avant de le remplir.

L'EXTRACTION DES SUCS DE PLANTES

Pour cette extraction, on écrase d'abord la plante avec un moulin à légumes inoxydable, puis on en extrait le jus à l'aide d'un petit pressoir en bois ou à la main. Dans ce dernier cas, on enferme la plante dans une poche en étamine préalablement lavée, et on presse fort.

CARACTÉRISTIQUES GÉNÉRALES DE LA FERMENTATION DES BOISSONS

Ce filtrage s'opère au moyen de filtres en papier vendus dans les magasins spécialisés pour la cave.

On filtre également à travers une étoffe serrée dénommée « chausse » ou « blanchet » (de laine blanche) qu'elle soit en molleton, en toile, soie, etc. On peut encore, dans un premier temps, verser le liquide dans des bouteilles fermées seulement avec une étamine, puis laisser décanter quelques jours et transvaser dans d'autres bouteilles. On bouche lorsque la boisson est claire.

La mise en bouteilles et le rangement des boissons fermentées

Ce sont des bouteilles épaisses supportant la pression qui sont utilisées. Dans les magasins spécialisés, on se procure des bouchons à ressort résistant à la pression. On peut aussi tout simplement ficeler les bouchons en liège.

On range les bouteilles debout, dans un lieu frais. Seuls les vins sont rangés bouteilles couchées, la bulle au milieu de la bouteille.

Les délais de consommation des boissons fermentées

Les boissons fermentées peuvent être consommées 6 à 10 jours après leur mise en bouteilles. Elles se servent à température fraîche. Elles se conservent pendant plusieurs années.

Boisson fermentée aux baies d'aubépine

- Baies d'aubépine
- Eau

Récolter les baies d'aubépine en pleine maturité au mois de septembre. Recouvrir les fruits d'eau et les laisser macérer 4 à 5 jours ou plusieurs semaines. Les sucres se trouvent ainsi transformés en alcool aromatisé. On filtre et on met en bouteilles soigneusement bouchées.

La Bière

La bière est une boisson fermentée légèrement alcoolisée que l'on fabrique en partant d'une infusion d'orge germé aromatisée avec des fleurs de houblon. Sa fabrication comprend trois opérations principales :

1 – Le maltage ou germination

On commence par faire germer de l'orge, en l'immergeant dans de l'eau à 15 ou 16° C pendant 3 à 4 jours, puis en l'étendant en couches fines. Il se développe ainsi dans la graine un principe appelé « diastases ». Ensuite, on écrase les graines germées et on obtient ce qu'on appelle le « malt ».

2 – Le brassage ou préparation du moûlt

On verse ce malt dans de grandes « chaudières », et on y ajoute de l'eau chaude à 60° C ou 70° C à raison d'une partie de malt pour une partie et demi d'eau et on élève la température à 70° C ou 75° C. La diastase développée par la germination transforme en sucre l'amidon que renferme l'orge. Puis on soutire le liquide ou moût provenant du brassage et on le fait macérer pendant 2 heures à température de 100° C. avec des fleurs de houblon qui lui communiquent un parfum agréable. On refroidit le liquide ainsi obtenu et on le fait fermenter.

3 – La fermentation

La fermentation a pour but de transformer en alcool le sucre produit par le brassage. Pour déterminer la fermentation, on ajoute au moût de la levure de bière provenant d'une opération précédente. Pendant 4 à 5 jours, la levure se multiplie et monte à la surface du moût. Puis pendant 15 jours, elle tombe au fond de la cuve. C'est pendant cette période que le sucre se transforme en alcool. La bière se conserve dans des cuves ou des bouteilles sous pression à 0° C.

BIÈRE MAISON

La recette qui suit est une recette simplifiée qui permet d'obtenir une boisson fermentée proche de la bière.

– Houblon : 125 g
– Chicorée : 1 tasse
– Sucre : 500 g
– Levure fraîche : 20 g
– Eau : 60 litres

Faire bouillir ensemble dans un peu d'eau l'orge, le houblon et la chicorée pendant 1/4 d'heure à petit feu. Prendre un bol de la solution obtenue, et quand elle est tiède délayer la levure. Puis faire fondre le sucre dans la marmite. Quand la tisane refroidie est passée, ajouter la levure. Mettre dans le tonneau et compléter avec de l'eau à 20° au moins. Laisser fermenter. Quand la fermentation est terminée, mettre de préférence en bouteilles ficelées ou bien fermées.

Bière de gingembre
– Gingembre pulvérisé : 120 g
– Crème de tartre : 50 g
– Sucre : 2 kg
– Eau bouillante : 10 litres
– Blanc d'œuf : 1
– Levure de bière : 40 g
Laisser infuser le mélange jusqu'à complet refroidissement. Ajouter alors la levure de bière et le blanc d'œuf battu en neige. Après une fermentation de 24 heures, tamiser ou filtrer pour mettre en bouteilles et boucher.

Boisson fermentée au suc de cerises rouges
(On peut remplacer les cerises par des merises)
– Suc de cerises rouges
Dénoyauter les cerises. Les écraser entre les mains et utiliser une presse pour en exprimer tout le suc que l'on dépose à température de 18° C à 20° C. Après 4 à 5 jours, on filtre pour en séparer le coagulum auquel le suc est attaché. On l'introduit alors dans des bouteilles qu'on bouche soigneusement.

Le cidre
Le cidre est une boisson légèrement alcoolique obtenue par la fermentation du jus sucré extrait des pommes.

1) Qualité des pommes
Toutes les espèces de pommes peuvent servir à faire du cidre plus ou moins liquoreux.
– Les pommes acides rendent beaucoup de jus, mais ne font qu'un cidre sans force, peu agréable et qui se noircit presque toujours.

– Les pommes douces, au contraire, produisent en général un cidre clair, agréable, mais fade et plat.
– Les pommes amères et âcres au goût donnent un cidre épais, riche en couleur et en force qui se conserve longtemps.
Les pommes qu'on destine à faire du cidre doivent être cueillies parfaitement mûres et par un temps sec. En attendant qu'on les emploie, on les dépose dans un lieu sec et aéré. On peut indifféremment les employer de suite ou bien les laisser ainsi pendant 20 à 30 jours.
2) Le procédé de fabrication est très simple
– Le broyage
Les pommes sont écrasées dans un broyeur, soit sous une meule de bois qui se meut dans une auge circulaire, soit entre les deux cylindres cannelés d'un appareil appelé « grugeoir ». La pulpe est abandonnée pendant 24 heures dans de grandes cuves de bois où elle prend une couleur rougeâtre qui communique au cidre la teinte jaune ambrée que l'on recherche.
– Le pressage
La pulpe est ensuite soumise à l'action du pressoir et produit un jus que l'on filtre sur des tamis de crin pour retenir les impuretés.
– La fermentation
Ce liquide est mis à fermenter et une partie du sucre se transforme en alcool et en acide carbonique. Suivant les contrées, cette première fermentation a lieu en cuves ou en tonneaux. Lorsque la fermentation est achevée, on soutire le liquide et si l'on veut faire une boisson d'agrément, sucrée et mousseuse, on le met en bouteilles. Mais dans les pays où l'on boit le cidre pendant les repas, on laisse la fermentation s'achever dans des grandes « tonnes », ce qui donne au liquide une saveur légèrement aigre.

Recette pour fabriquer du cidre maison

– Pommes coupées en morceaux : 300 g
– Semences de fenouil : 3 g
– Semences de coriandre : 3 g
– Cônes de houblon : 20 g
– Fleurs de sureau : 10 g
– Cassonade : 600 g
– Eau-de-vie : 200 g
– Eau : 10 litres

Laisser infuser 5 jours dans un tonneau, filtrer et mettre en bouteilles.

La piquette pétillante au citron

– Citrons coupés en rondelles : 2
– Sucre en poudre : 500 g
– Sucre en morceaux : 12
– Levure de bière : 5 g
– Eau : 10 litres

Porter à ébullition l'eau, les citrons et le sucre en poudre. Préparer un caramel brun avec les morceaux de sucre et le verser dans l'eau citronnée. Laisser tiédir aux environs de 20°, ajouter la levure émiettée et délayée dans très peu d'eau tiède. Mettre immédiatement en bouteilles, en fermant hermétiquement. Peut se consommer au bout de 6 à 8 jours.

Boisson au coriandre

– Coriandre : 30 g
– Fleurs de sureau : 2 pincées
– Violettes : 1 pincée
– Cassonade rousse : 500 g
– Vinaigre fort : 1 verre
– Eau froide : 15 litres

Faire macérer le tout dans une bonbonne ou dans un petit baril. Agiter matin et soir. Après 3 jours de macération, passer à travers un linge et mettre en bouteilles.

La frenette

– Feuilles de frêne : 120 g
– Coriandre : 30 g
– Genièvre : 30 g
– Sucre candi : 120 g
– Acide tartrique : 50 g
– Eau : 60 litres

Faire infuser les plantes 10 minutes dans quelques litres d'eau bouillante. Passer sur un linge. Dissoudre ensemble le sucre et l'acide tartrique dans un peu d'eau tiède. Laisser refroidir. Mélanger les deux liquides. Verser dans un tonneau. Ajouter l'eau nécessaire. Laisser fermenter 11 jours sans fermer le tonneau. Tirer la boisson à la cannelle, ou mettre en bouteilles ficelées.

Boisson fermentée au cornouiller

– Baies de cornouiller
– Eau

Récolter les baies de cornouiller en pleine maturité en septembre. Recouvrir les fruits d'eau et les laisser macérer 4 à 5 jours, ou plusieurs semaines. Les sucres se trouvent ainsi transformés en alcool aromatisé. On filtre et on met en bouteilles soigneusement bouchées.

Boisson fermentée au suc de fraises

– Suc de fraises

Retirer la queue des fraises, les écraser entre les mains et continuer à préparer cette boisson de la même manière que celle des cerises rouges.

Boisson fermentée au suc de framboises

Cette recette est identique à celle des cerises rouges.

Boisson fermentée au suc de groseille

– Suc de groseilles

Égrener les groseilles, les écraser entre les mains et continuer à préparer cette boisson de la même manière que celle des cerises rouges.

Hydromel

– Miel : 300 g
– Levure de bière : 7 g
– Eau : 1,5 litre

On met le tout dans un tonneau et on laisse fermenter. Puis on soutire et on met en bouteilles.

Le kéfir

Boisson de table.
Semences fraîches de kéfir : 5 c. à soupe
Figues : 2

Citron sans pépins : 2 rondelles
Sucre : 2 c. à s. rases
Eau froide : 2 litres
Laisser macérer à température ambiante. Quand les figues sont remontées, c'est-à-dire environ au bout de 2 jours, soutirer le liquide, le laisser bien bouché au frais pendant 24 heures. Le kéfir est bon à être consommé. Lorsque l'opération est terminée, rincer la semence dans une passoire sous le robinet, et la remettre en quantité nécessaire avec de l'eau et les ingrédients dans le bocal. Les figues peuvent être remplacées par des raisins secs, des pruneaux ou autres fruits secs.

Boisson fermentée à la mûre ou « more »
– Suc de mûres : 1 litre
– Sucre : 200 à 300 g
– Levure de bière : 3 g
– Acide tartrique : 2 g
– Eau : 2 litres
Retirer la queue des mûres, les écraser entre les mains et continuer à préparer cette boisson de la même manière que celle des cerises rouges.

Myrtilles
– Myrtilles
– Eau
Cette boisson fermentée se prépare de la même façon que celle aux baies d'aubépines.

Le poiré

Le poiré est une boisson fort agréable, surtout lorsqu'elle est mousseuse, mais elle est moins sucrée que le cidre. Elle agit sur le système nerveux.

– Jus de poires

On procède absolument de la même manière que pour faire le cidre. Toutefois, pour obtenir du bon poiré, il faut écraser les poires fondantes dès qu'on les a cueillies, avant qu'elles ne deviennent molles, tandis qu'il est très utile de laisser mûrir en tas les poires qui sont âpres au goût. Le poiré est limpide, pétillant et plus alcoolique que le cidre. Celui de première qualité ressemble beaucoup à certains vins blancs et il peut être conservé pendant quelques années en bouteilles.

Baies de prunelle

– Prunelles cueillies en automne après les premières gelées
– Eau

On prépare cette boisson de la même manière que celle aux baies d'aubépine.

Boisson fermentée aux baies de sorbier des oiseleurs

C'est une sorte de cidre.

– Baies de sorbier des oiseleurs cueillies en septembre-octobre et débarrassés de leurs queues.
– Eau

Cette boisson fermentée se prépare de la même façon que celle aux baies d'aubépine.

Boisson fermentée aux fleurs de sureau et de violette

– Fleurs de sureau sèches : 10 g
– Fleurs de violette sèche : 1 g
– Vinaigre : 1 litre
– Sucre : 1 kg
– Eau : 12 litres

Laisser macérer 4 jours et filtrer.

Boisson fermentée aux feuilles et tiges de vigne et de maïs

– Feuilles et tiges de vigne fraîches : 1 kg
– Tiges de maïs fraîches : 2,5 kg
– Eau chaude : 20 litres

Broyer grossièrement les feuilles et tiges de vigne et les tiges de maïs. Les mettre dans un tonneau avec l'eau chaude. Laisser fermenter 4 à 5 jours, filtrer et mettre en bouteilles.

Confitures, Gelées et Marmelades de fruits sauvages

Ces recettes, empruntées aux anciens, rappellent que la découverte du sucre fut pour eux une panacée leur permettant de conserver d'une saison à l'autre les produits de la nature.

Dosage du sucre

Actuellement on tend à réduire la consommation du sucre. Notons à cet effet que le sucre de canne complet, peu répandu, est très riche en vitamines et sels minéraux. Il a un goût très prononcé.

Chacun pourra adapter ces recettes à ses propres conceptions en réduisant les quantités de sucre :
- soit 500 g de sucre pour 1 kg de fruits
- soit 300 g de sucre de canne non raffiné pour 1 kg de fruits, additionné d'un jus de citron
- soit pas de sucre du tout

Selon la quantité de sucre utilisé, il conviendra d'allonger plus ou moins la durée de cuisson.

Conservation

Voici un mode actuel de conservation :
- Ébouillanter et laisser sécher les bocaux et leurs couvercles à vis
- Les remplir au maximum de confiture bouillante

– Fermer rapidement et renverser le pot. l'air qui se trouvait sous le couvercle se trouve stérilisé
– Conserver dans un placard frais

Stérilisation

Dans le cas d'une réduction ou d'une suppression de sucre, il est conseillé de stériliser les bocaux 20 minutes.
On peut aussi placer les bocaux dans le panier d'une cocotte-minute au fond de laquelle on aura versé un verre d'eau et stériliser ainsi quelques minutes.

Gelées

On donne le nom de gelées à des matières consistantes, molles, tremblantes, transparentes, que l'on obtient en traitant convenablement des substances végétales. Ce sont des jus de fruits cuits avec le sucre et qui se figent en refroidissant.

Marmelades

Ce mot vient du portugais « marmelada » de *marmelo*, coings. C'est une purée de fruits presque réduits en bouillie puis sucrée.

GELÉE D'ACACIA

– Fleurs d'acacia fraîches : 300 g
– Sucre : 1 kg
– Eau : 1/4 de litre

Préparer avec l'eau et le sucre un sirop cuit au « petit boulé » (Le sirop est cuit au « petit boulé » lorsque, roulé autour d'une cuillère et plongé dans l'eau froide, il forme une boule molle). Y jeter les fleurs et cuire 5 minutes. Égoutter et ajouter ce liquide à une gelée de pommes au moment de mettre en pots.

CONFITURE DE BAIES D'ALKÉKENGE

– Baies d'alkékenge dépouillées de leur résille
– Sucre

Ouvrir les fruits en deux sans enlever les graines. Cuire à feu doux pendant 30 minutes, en les recouvrant bien d'eau. Écraser, tamiser ou centrifuger pour éliminer les pépins. Ajouter un poids égal de sucre. Faire recuire en tournant 30 minutes. Mettre en pots et couvrir.

CONFITURE D'ARBOUSIER

– Arbouses
– Sucre

en parties égales

Faire bouillir pendant 1/4 d'heure des arbouses avec leurs poids de sucre. Remuer constamment, écumer à la fin de l'opération. Mettre en pots.

GELÉE D'ARGOUSES

– Argouses
– Sucre

Cueillir les argouses juste mûres. Les cuire 20 minutes à feu doux dans un peu d'eau. Écraser, tamiser ou centrifuger la pulpe. Ajouter le même poids de sucre. Faire recuire en tournant 1/2 heure, mettre en pots et couvrir.

Purée de châtaignes

Faire une incision en croix sur les châtaignes et les jeter dans une casserole remplie d'eau bouillante. Attendre environ 5 minutes jusqu'à ce que la peau s'enlève facilement, en tenant au chaud. Les éplucher en les sortant une à une de l'eau. Remettre les châtaignes dans une casserole et les couvrir de lait. Cuire à feu doux avec une pincée de sel et un morceau de vanille. Après les avoir égouttées, les écraser au pilon à travers un tamis pour les réduire en purée. Ajouter du beurre, du lait ou de la crème fraîche pour la rendre plus onctueuse, ainsi que du sucre selon son goût. Mettre en bocaux et stériliser 20 minutes pour la conserver.

Gelée de cynorrhodons

– Baies de cynorrhodons
– Sucre
– 1 jus de citron

Cueillir les fruits très mûrs après les premières gelées en novembre et durant tout l'hiver. Ôter les tiges et les petits chapeaux noirs des baies. Les ouvrir en deux, dans le sens de la longueur, sans enlever les graines. Cuire à feu doux pendant 30 minutes, en les recouvrant bien d'eau. Écraser, tamiser ou centrifuger pour éliminer pépins et poils. Ajouter un poids égal de sucre et un jus de citron. Faire recuire en tournant 30 minutes. Mettre en pots et couvrir.

Confiture de marrons

Choisir de beaux marrons, ce qui simplifie l'épluchage, et les décortiquer en employant le procédé suivant : faire une incision circulaire en passant par la partie effilée ; plonger, pendant 5 minutes les fruits dans de l'eau bouillante ; les retirer et détacher les deux peaux d'un seul coup. Pour réussir cette opération, il faut traiter un petit nombre de marrons à la fois, afin de ne pas les laisser refroidir. Lorsqu'ils sont tous épluchés, les mettre dans une casserole avec 1/2 litre d'eau tiède pour 2 kg de marrons (non décortiqués). Couvrir hermétiquement, et faire cuire à feu doux. Quand le liquide est tout à fait réduit, les marrons sont cuits. Les passer au tamis de crin, peu à la fois. Mettre cette purée dans la bassine avec du sucre, dans la proportion de 400 g de sucre pour 500 g de purée, 1 gousse de vanille et 1 dl d'eau par kg du tout. Chauffer doucement en remuant sans cesse. La confiture est cuite quand l'eau est complètement évaporée. La pâte doit être encore un peu coulante. En remuant avec l'écumoire, on doit découvrir le fond de la bassine que la pâte ne devra recouvrir que lentement. Cette confiture ne se conserve que quelques mois. La stérilisation pourrait lui être appliquée avantageusement.

Confiture de melons

Choisir des fruits mûrs. Les écorcer, les épépiner, les couper en tranches, jeter dans la bassine avec du sucre (500 g par kg de fruits) et du vinaigre (1 verre par kg de fruits).

Marmelade de merises

– Merises dénoyautées : 1 kg
– Sucre : 1 kg

Laver les merises. Retirer les noyaux et les queues. Mettre dans une terrine en alternant une couche de sucre, une couche de merises, etc., en terminant par une couche de sucre. Laisser reposer au frais 24 heures. Verser dans une bassine à confiture. Chauffer en remuant continuellement. Dès que le mélange bout, laisser cuire 3 minutes. Retirer du feu, verser dans une terrine et laisser reposer 24 heures. Refaire bouillir la confiture 5 minutes. Retirer les fruits avec une écumoire. Les répartir dans des pots, et laisser réduire le sirop pendant 10 minutes. Le verser à son tour dans les pots. Couvrir à froid.

Gelée de mûres

Pour que cette gelée ait une saveur relevée, il faut la faire avec un mélange de fruits mûrs et de fruits encore rougeâtres. Prendre le même poids de sucre cristallisé, et faire macérer pendant quelques heures les fruits et le sucre. Verser le mélange dans la bassine et faire partir à feu vif. Dès que l'ébullition se produit, retirer du feu, juste pour arrêter le bouillonnement. Remettre sur le feu. Laisser bouillir une seconde fois. Retirer. Opérer ainsi une troisième fois. Verser à ce moment sur un tamis de crin, posé sur un récipient chauffé. Laisser couler, sans secouer ni presser, et mettre aussitôt en pots. Cette gelée prend très rapidement dès qu'elle se refroidit.

Confiture de myrtilles

– Myrtilles : 1 kg
– Sucre : 750 g
– Eau : 1 verre

Laver les myrtilles, les égrener. Faire un sirop avec le sucre et l'eau. Ajouter les fruits. Faire cuire doucement en remuant constamment jusqu'à ce que la confiture nappe, c'est-à-dire lorsqu'elle forme gelée en tombant de l'écumoire. Mettre en pots, couvrir à froid.

Confiture de pissenlits

– Fleurs de pissenlits bien épanouies, lavées, dégarnies de leur partie verte et séchées quelques heures : 365
– Oranges lavées et coupées en morceaux : 2
– Citrons lavés et coupés en morceaux : 2
– Eau : 1 litre 1/2
– Sucre : 1 kg

Faire cuire les plantes dans l'eau à tout petit bouillon, en veillant à ce que les fleurs baignent dans l'eau. Filtrer en pressant. Ajouter le sucre au jus recueilli. Cuire environ 45 minutes jusqu'à obtention d'une gelée. Verser dans les pots. Couvrir après refroidissement.

Gelée de pommes sauvages et de sorbier des oiseleurs

Le sorbier des oiseleurs est un arbre qui donne des baies aigres mais très parfumées que l'on mélange avec des pommes.

– Petites pommes de 3 cm de diamètre (trop amères pour être mangées crues)

– baies de sorbier des oiseleurs
moitié de chaque
Couper les pommes par quartiers et les mettre au fur et à mesure dans l'eau fraîche. Lorsque toutes les pommes sont épluchées, les mettre avec les baies dans une bassine avec assez d'eau pour qu'elles baignent. Faire chauffer. Lorsque vous sentirez fléchir les pommes sous le doigt, les retirer et les jeter sur un tamis placé sur une terrine en grès. Pour que le jus soit bien clair, le passer une seconde fois à travers un torchon. Peser ensuite le jus et mettre 500 g de sucre par livre de jus. Remettre le tout dans la bassine et laisser bouillir environ 10 minutes, en ayant soin de remuer de temps en temps. Lorsque la confiture tombe en nappe, elle est arrivée à son degré de cuisson. La retirer alors du feu et la verser dans des pots. Attendre plusieurs jours avant de la couvrir.

CONFITURE DE POIRES SAUVAGES

Les cueillir juste à maturité (pas mûres, elles sont acides, et blettes elles ne valent plus rien).
Les peler, enlever les queues et les cœurs, ainsi que les parties pierreuses qui pourraient s'y trouver. Couper chaque poire en quatre. Mettre au fur et à mesure les morceaux dans de l'eau fraîche. Peser les fruits une fois épluchés et ajouter 1/2 livre de sucre par livre de fruits. Mettre le sucre dans une bassine de cuivre non étamée et arrosez-le d'un peu d'eau (1 verre pour 1 kg). Laisser fondre le sucre à feu doux et aussitôt fondu, jetez-y les poires. Laisser cuire jusqu'à ce que les poires deviennent transparentes, puis verser dans les pots. Couvrir au bout de quelques jours.

Confiture de potiron

– Potiron épluché : 1,5 kg
– Sucre : 1 kg
– Citrons : 2 citrons

Faire cuire la courge coupée en dés dans un peu d'eau bouillante à peine salée, en évitant la réduction en bouillie. Râper et mettre à part le zeste des citrons. Pendant les 15 dernières minutes de cuisson, jeter dans l'eau les 2 citrons pelés. Égoutter sur un tamis la courge cuite. La jeter dans un sirop au perlé (le sirop forme entre les doigts un petit filet qui ne se brise pas). Presser les citrons, cuire 30 minutes. Ajouter les zestes râpés dès que l'ébullition cesse. Tourner pour mélanger en évitant d'écraser la courge.

Confiture de raisins

Prendre des raisins très mûrs, les égrener, les faire crever dans la bassine et enlever le plus complètement possible les pépins à l'aide d'une écumoire. Mettre alors la moitié du poids des raisins en sucre. Faire bouillir environ 1 heure pour arriver au degré de concentration de gelée à la nappe.

Confiture de rhubarbe

Faire macérer pendant 24 heures, avec poids égal de sucre, des côtes de rhubarbe épluchées et coupées en tranches. Faire ensuite cuire 1 heure en remuant. Écumer et mettre en pots. On peut ajouter 1 gousse de vanille que l'on enlève après la cuisson.

Gelée aigrelette de baies de sureau noir

– Baies de sureau noir récoltées en août lorsqu'elles sont bien mûres
– Sucre

Faire bouillir 1 kg de fruits débarrassés de leurs queues dans une quantité d'eau suffisante pour les recouvrir. Les égoutter, tamiser le jus et le peser. Ajouter un poids égal de sucre et laisser cuire 50 minutes.

Raisiné de bourgogne

Cette confiture est à base de jus de raisin concentré. On peut faire entrer dans sa fabrication des fruits différents : pommes, poires, pêches, figues, etc., le plus souvent, on y ajoute des poires. Choisir des raisins bien mûrs, noirs et blancs (du muscat de préférence). Écraser les grains et passer le jus au tamis. Le liquide est mis dans une bassine. Le faire bouillir et réduire de moitié, en remuant pour qu'il n'attache pas. Prendre des poires, les peler, les couper. Les peser et les ajouter au moût de raisin, dans la proportion de 1 kg de fruits pour 10 litres de moût avant sa réduction. Jeter les poires ainsi préparées dans le jus de raisin. Continuer la cuisson, de manière à faire encore réduire le jus de 1/3. Vers la fin de la cuisson, modérer le feu. Le raisiné est obtenu quand les poires sont cuites, et le jus devenu épais et brun.

Confiture de tomates mûres

Peser 375 g de sucre par 500 g de fruits. Et compter, pour 4 kg de fruits, 1 zeste de citron et 1 gousse de vanille. Verser sur les tomates placées dans une terrine de l'eau bouillante. Les peler rapidement et les jeter au fur et à mesure dans de l'eau froide. Prendre alors les fruits un à un. Les couper transversalement par la moitié, et retirer les graines avec une petite cuiller. Les plonger à mesure dans l'eau froide. Faire un sirop avec 1 verre d'eau par kg de sucre. Dès que le sirop bout, y jeter les tomates, la vanille et le zeste de citron. Laisser cuire 3 heures.

CONFITURE DE TOMATES VERTES

Peser 375 g de sucre pour 500 g de tomates vertes et prendre 1 citron pour 3 kg de tomates. Laver, essuyer les fruits, les couper en tranches minces. Les mettre à macérer avec le sucre cristallisé 24 heures à l'avance. Le lendemain, mettre le mélange dans la bassine, avec le citron coupé en tranches minces. Laisser cuire lentement jusqu'au degré de gelée. Le jus doit être ambre.

GELÉE DE VERJUS, OU RAISIN VERT

Égrener le raisin vert et y ajouter une partie de raisin mûr. Faire bouillir sans eau, puis passer pour extraire le jus. Remettre dans la bassine avec le même poids de sucre. Écumer quand le sirop prend sur une assiette. Mettre en pots.

CONFITURE DE ROSES

– Pétales de rose : 60 g
– Sucre : 1 kg
– Eau : 2 litres

Faire infuser les pétales dans l'eau bouillante. Laisser en contact 24 heures. Faire bouillir avec le sucre jusqu'à consistance de sirop.

MARMELADE DE VIOLETTES

– Fleurs de violettes, sans tiges ni feuilles : 500 g
– Sucre : 1,5 kg
– Piler les fleurs dans un mortier

Dans une bassine, recouvrir le sucre d'eau et faire chauffer jusqu'au perlé (le sirop forme entre les doigts un petit filet qui ne se brise pas). Aussitôt, y jeter les fleurs de violettes et cuire à feu très doux pendant 15 à 20 minutes. Verser dans les pots.

Fruits, Légumes et Racines confits

Amandes vertes confites

Suivre le même procédé que pour les écorces de citrons, mais utiliser une lessive claire telle que cendres de bois de chêne, de vigne ou autres semblables, au lieu de l'eau salée, ce qui les éclaircira d'abord, mais leur rendra la couleur verte ensuite.

Tiges d'angélique confites

Prendre des tiges d'angélique qu'on a coupées de longueur convenable. Faire bouillir pendant 1/2 heure dans une suffisante quantité d'eau pour emporter une partie de la saveur et les attendrir. Enlever les tiges avec une écumoire et les faire égoutter sur un tamis de crin. Faire cuire du sucre à la plume (qui se détache en bulles lorsqu'on souffle à travers une écumoire). Y plonger les tiges d'angélique. Faire bouillir jusqu'à ce que les tiges aient perdu leur humidité, ce que l'on reconnaît par la fermeté qu'elles acquièrent dans le sucre. Les enlever avec une écumoire. Les laisser refroidir et égoutter sur des ardoises.

Lorsque les tiges sont suffisamment refroidies, on les enferme dans des boîtes qu'on tient dans un endroit chaud, afin que les tiges ne se ramollissent pas en attirant l'humidité de l'air.

Racines d'aunée confites

Suivre le même procédé que pour le Panicaut de mer (eryngium maritimum). *Pour toutes les racines, il importe d'enlever la petite écorce et les superflus. On peut les confire entières.*

Racines de chicorée confites

Se référer ci-dessus aux racines d'aunée confites.

Écorces de citron confites

Pour éviter que les écorces ne se défassent, il faut utiliser l'eau marine. Couper les écorces en longues tranches de la largeur d'un pouce ou d'un pouce et demi. Les recouvrir d'eau marine ou d'eau salée raisonnablement forte pendant 15 jours ou plusieurs semaines. Les retirer de l'eau salée et les faire tremper dans l'eau claire, en la changeant pour que disparaisse le goût du sel. Faire bouillir dans la dernière eau que l'on jette ensuite. Faire bouillir dans une nouvelle eau jusqu'à ce qu'elles soient suffisamment attendries. Mettre les écorces sur un linge blanc, les essuyer, les peser. Prendre 2 fois le poids de sucre. Faire bouillir ce sucre avec l'eau de cuisson des écorces, jusqu'à la consistance d'une pâte molle. Déposer les écorces dans un pot, les couvrir du sirop bouillant pendant quelques jours, avec un couvercle. Verser le liquide par inclination du pot, le faire recuire jusqu'à même consistance que la première fois, reverser bouillant sur les écorces. Renouveler l'opération jusqu'à ce que le sirop conserve la consistance du début. Couvrir et conserver. Si l'on veut conserver les écorces confites sèches, les retirer du sirop, bien les égoutter. Faire cuire du beau sucre en consistance de pâte solide, y plonger les écorces, les faire bouillir doucement jusqu'à ce que le sucre soit de nouveau cuit en pâte consistante. Retirer les écorces, en laissant bien égoutter le sucre. Les étendre sur des claies dans une étuve pour y être tout à fait séchées.

Coings confits

Se préparent de la même manière que les écorces de citron confites.

Concombres confits

Se préparent de la même manière que les écorces de citron confites en n'utilisant que les parties charnues.

Racines de consoude confites

Se référer à la préparation des panicauts de mer.

Courges longues confites

Se préparent de la même manière que les écorces de citron confites, en n'utilisant que les parties charnues.

Tiges de laitues confites

Elles se préparent de la même façon que les écorces de citron confites, en prenant soin de monder les tiges de leur écorce.

Noix vertes confites

Prenez des petites noix vertes avec leurs écorces. Faites-leur à chacune 4 ou 5 petits trous avec une épingle. Les faire tremper dans l'eau 15 jours. Les peler et les faire bouillir dans du miel, comme les écorces d'oranges. Les noix doivent être bouillies quatre fois plus que les oranges pour la même quantité. Y ajouter les épices quand on les met en pot pour les conserver. Le miel est toujours bon. À mesure qu'il diminue en bouillant, il faut en ajouter du nouveau.

Racines de panicaut de mer confites (*Eryngium maritimum*)

Cueillir les racines au commencement du printemps, dès que l'herbe commence à paraître. Bien les laver, en enlever la petite écorce roussâtre et tout le superflu. Les fendre pour en ôter le cœur et les faire bouillir dans l'eau jusqu'à ce qu'elles soient suffisamment attendries. Retirer de l'eau, essuyer sur un linge, les peser et prendre une égale quantité de sucre. Faire cuire le sucre avec la décoction des racines, en écumant de temps en temps, jusqu'à ce que le sucre ait acquis une consistance un peu plus épaisse que celle des sirops ordinaires. Verser alors sur les racines dans un pot. Quelques jours après, verser le sirop par inclinaison du pot, le faire recuire jusqu'à la consistance de la première fois et le verser chaud sur les racines. Si nécessaire, recommencer cette opération une troisième ou quatrième fois. Refroidir. Conserver dans un pot couvert. On peut les consommer seules et user du sirop pour sucrer des tisanes.

Pêches confites

Elles se préparent de la même façon que les écorces de citrons confites.

Poires confites

Choisir de belles poires de Beurré ou de Rousselet, lorsqu'elles sont encore fermes. Les mettre sur le feu dans une bassine, avec assez d'eau pour les couvrir. Lorsqu'elles sont devenues tendres, les jeter dans de l'eau fraîche. En retirer avec soin la peau et en couper le bout de la queue. Les piquer jusqu'au cœur et les jeter à mesure dans de l'eau fraîche. Ensuite, les remettre sur le feu, avec une forte pincée d'alun concassé, afin de les empêcher de noircir. Lorsque les poires sont bien ramollies, elles sont assez blanchies. Les faire refroidir dans l'eau fraîche et les faire égoutter. Faire cuire du sucre au petit lissé (le sirop forme entre les doigts un petit filet qui se brise très vite), y mettre les poires et les traiter en tout comme les prunes.

Pommes confites

Elles se préparent de la même façon que les écorces de citron confites.

Prunes confites

Prendre de belles reines-claudes lorsqu'elles ne sont pas encore bien mûres. Les piquer en divers endroits, en couper le tour de la queue, les mettre dans une bassine avec une quantité d'eau suffisante pour qu'elles baignent parfaitement. Quand l'eau est presque bouillante, retirer les prunes et les remettre le lendemain sur un feu doux, dans la même eau. Répandre dessus une poignée de sel, d'épinards ou de verjus. Les laisser pendant 2 ou 3 heures sur le feu sans bouillir, et lorsqu'elles sont redevenues vertes, augmenter le feu jusqu'à ce qu'elles montent au-dessus de l'eau. Les jeter dans de l'eau fraîche et lorsqu'elles sont bien refroidies, les faire égoutter. Faire cuire du sucre au petit lissé (le sirop forme entre les doigts un petit filet qui se brise très vite), y mettre les prunes auxquelles on fait faire 5 ou 6 bouillons. Écumer avec soin et verser le mélange dans une terrine. Pendant les jours suivants, faire subir plusieurs degrés de cuisson au sucre, chaque fois en séparer les prunes, excepté les deux dernières fois où on les y laisse afin qu'elles reçoivent un bouillon couvert. Lorsque le sucre est au perlé, (le sirop forme entre les doigts un petit filet qui ne se brise pas), mettre le mélange à l'étuve pendant 24 heures. Retirer ensuite les prunes, et les poser sur des claies.

PRUNES ET MIRABELLES CONFITES

Prendre de belles mirabelles pas trop mûres. Les piquer et les jeter dans de l'eau fraîche. Les faire ensuite blanchir à l'eau bouillante et, lorsqu'elles montent, les retirer de la bassine et les mettre de nouveau dans de l'eau fraîche. Faire cuire du sucre jusqu'à ce qu'il forme une couche assez mince sur l'écumoire (à la nappe) et, lorsqu'il est écumé, y jeter les mirabelles auxquelles on donne un bouillon couvert. Les retirer et les faire égoutter. Faire encore cuire le sucre à la nappe et y verser les prunes que l'on retire après un bouillon couvert. Continuer ainsi que pour les prunes ci-dessus.

Racines de scorsonères ou salsifis confites

Elles se préparent de la même façon que les racines de panicaut de mer confites.

Confits sans feu

On prend une certaine quantité de vinaigre blanc de bonne qualité, proportionnée au nombre de livres de confitures que l'on veut préparer. On y jette une quantité suffisante de sucre en poudre, pour que ce vinaigre puisse, au bout de quelque temps, se changer en un sirop acéteux où l'acide ne domine point trop. C'est dans ce sirop que l'on met les fruits que l'on veut conserver. Il faut avoir la précaution de choisir les fruits dans leur parfaite maturité et par un temps très sec. Au bout de 6 à 7 mois, le sirop a parfaitement pénétré les fruits. Il faut avoir soin de tenir les vases de grès qui les contiennent dans un endroit ni trop chaud ni trop froid. Les fruits ainsi confits conservent toute leur saveur et ont un goût très agréable.

PLANTES ALIMENTAIRES

FLEURS DÉCORATIVES COMESTIBLES

AUBÉPINE À UN STYLE
Les fleurs aromatiques peuvent s'ajouter aux salades, tartes, etc.

AUNÉE (GRANDE)
Les fleurs ligulées extérieures s'utilisent en décoration sur les plats.

BLEUET
Les fleurs décorent agréablement les salades. Elles teintent légèrement les crèmes en bleu vert.

BOURRACHE
On utilise sa fleur au goût de concombre en décoration des salades. Elle se conserve confite dans du sucre pour décorer les gâteaux. Elle teint légèrement les crèmes en bleu vert.

BUGRANE (ARRÊTE-BŒUF)
Les fleurs décorent agréablement les salades.

Capucine
Les fleurs enjolivent et corsent les salades de leur accent un peu poivré.

Carotte sauvage
Les fleurs décorent les salades et leur confèrent un goût particulier.

Chicorée sauvage
Les fleurs décorent joliment les salades.

Coquelicot
Les pétales décorent magnifiquement les salades.

Églantier
Les pétales délicatement parfumés décorent les salades.

Géranium rosat
On utilise les fleurs pour parfumer les salades.

Laiteron
Les fleurs sont associées aux salades.

Lamier blanc/pourpre
Les fleurs décorent agréablement les salades.

Maceron cultivé
Les boutons floraux sont ajoutés aux salades.

Marguerite des prés
Les capitules agréables à croquer décorent joliment les salades.

MAUVE
Les fleurs sont décoratives et ont un effet laxatif.

MOURON BLANC
Les fleurs au goût de noisette se mangent en salade.

PERVENCHE PETITE
La fleur est comestible et décore les salades.

PISSENLIT DENT DE LION
Les fleurs décorent agréablement les salades.

POMMIER SAUVAGE
Les fleurs décorent les salades en leur conférant un goût particulier.

RADIS RAVENELLE
Les fleurs décorent agréablement les salades.

RONCE
Les fleurs décorent agréablement les salades.

SALSIFIS DES PRÉS
Ne pas consommer les graines. La fleur comestible agrémente les salades.

SAUGE DES PRÉS
Les fleurs décorent agréablement les salades.

SOUCI DES CHAMPS
Les fleurs extérieures ligulées décorent et donnent une saveur piquante.

Sureau noir
Les fleurs décorent et parfument la salade.

Tilleul
La fleur est nutritive et parfume agréablement les salades.

Trèfle des prés
Les fleurs contiennent un nectar sucré que les enfants aiment sucer et elles décorent les salades.

Tussilage pas d'âne
Les fleurs avec leur pédoncule décorent agréablement les salades.

Violette odorante
Très décorative et comestible, la fleur agrémente les salades.

Fruits sauvages comestibles

Alisier
Après les premières gelées, les alises ou alosses sont excellentes.

Alisier blanc
Cueillis en septembre, les fruits sont farineux et de saveur acidulée. On les prépare en gelée.

Amélanchier
Les amélanches d'un bleu noir, de saveur agréable et sucrée, sont cueillies en août et font d'excellentes confitures.

Arbousier
Mûres en automne, les arbouses à la saveur farineuse et acidulée sont comestibles crues ou en confitures, gelées ou marmelades savoureuses.

Argousier
Les argouses, récoltées en septembre/octobre sont acides. On les utilise en confitures, marmelades et sirops. Leur jus acidulé est utilisé à la place du citron, notamment dans les marmelades ou en guise de vinaigre dans les salades.

Aubépine à un style
Les cenelles sont récoltées en octobre/novembre. Malgré leur saveur fade et douceâtre, on peut les manger crues ou préparées en confiture.

Cornouiller mâle
Mûres en octobre, les cornes ou cornouilles devenues rouge foncé sont légèrement acidulées. On les consomme crues ou en gelées ou confitures d'un goût très délicat.

Cotoneaster commun
Mûrs en août/septembre, les fruits ont une saveur fade et douceâtre.

Églantier
Les cynorrhodons récoltés en novembre après les premières gelées ont une saveur acidulée. On ne mâche que la peau et la pulpe, sans le poil à gratter. Leur jus remplace le jus de citron. On les consomme en gelée. Leur décoction concentrée donne une jolie coloration rose. Cuits dans très peu d'eau et écrasés en bouillie, ils remplacent la sauce tomate.

Fraisier sauvage
Très parfumés et d'un goût excellent, les réceptacles peuvent être utilisés sous toutes les formes.

Framboisier
Délicieux, les réceptacles peuvent être utilisés sous toutes les formes.

Genévrier commun
Les baies sucrées se conservent en fruits secs condimentaires. On peut en confectionner une gelée.

Groseillier des rochers
Les baies contiennent beaucoup de graines. Mûres en juillet/août, elles sont douces et fades.

Mauve
On peut croquer les tout jeunes fromageons ou fromageots à l'état cru, tout en tenant compte de leur effet laxatif.

Merisier des oiseaux
La merise, même très mûre, garde une saveur un peu amère. Ce n'est que blette qu'elle devient sucrée douce. On la consomme crue, en confiture ou en fruits confits.

Micocoulier
Les fruits se consomment crus ou en confiture.

Myrtille
Récoltées en août/septembre, les baies crues sont à consommer dans les 24 heures qui suivent leur cueillette. Séchées, elles s'utilisent de la même façon que les raisins secs.

Néflier
Récoltées fin octobre, les drupes débarrassées de leurs graines se consomment blettes, en confiture ou en liqueur.

Noisetier
L'akène est très nutritive et très digeste.

NOYER
La noix est également très nutritive.

ORME CHAMPÊTRE
Les enfants grignotent les graines appelées « pain de hanneton » avec délice. Elles sont contenues dans les ailes jaunâtres parcheminées des samares.

PASSIFLORE
Les grenadilles renferment une pulpevisqueuseæt rafraîchissante qui entre dans la composition de glaces, gâteaux, etc. On peut aussi les consommer en gelée.

PIN PINIER
Les pignes ou pignons à coque très dure se mangent crues. Elles rancissent vite et doivent être consommées rapidement.

POIRIER SAUVAGE
La poire peut être utilisée sous toutes les formes.

POMMIER SAUVAGE
Souvent de goût âcre, mais parfois de saveur douce, la pomme est utilisée sous toutes les formes.

PRUNELLIER
Avant les gelées, on extrait de la prunelle un jus acidulé.

RONCE
n'absorber que modérément les réceptacles récoltés d'août à septembre. On en fait des sirops, confitures, etc.
Écrasées avec un peu d'eau et cuites, les mûres donnent des colorations allant du violet à la violine ou au bleu.

RONCE DES ROCHERS
Le goût des fruits ressemble à celui des groseilles.

SORBIER DOMESTIQUE
Une fois blettes, les sorbes ou cormes cueillies en octobre sont d'un goût agréable.

SORBIER DES OISELEURS
Récoltées en septembre, les baies sont de saveur amère. Elles se consomment séchées ou cuites en confiture.

SUREAU NOIR
Récoltées en août/septembre, les baies s'accommodent en gelées.

SUREAU ROUGE À GRAPPE
Récoltées de juillet à septembre, les baies de saveur acide se préparent en gelées après en avoir enlevé les graines.

Salades sauvages composées

Ail des vignes
Les feuilles cueillies très jeunes sont utilisées comme condiment.

Alliaire officinale
Les sommités fleuries confèrent aux salades un goût d'ail.

Angélique sylvestre
Les jeunes pousses et les feuilles peuvent aromatiser les salades.

Armoise vulgaire
Les jeunes pousses et tiges pelées et hachées sont des condiments.

Arroche commune
Les jeunes feuilles fraîches se consomment avec plaisir.

Aubépine à un style
Les jeunes feuilles tendres s'associent à d'autres plantes.

Aurone mâle
Les sommités fleuries s'utilisent comme condiment dans les salades.

Barbarée vulgaire (herbe de sainte Barbe)
Les jeunes feuilles de consistance assez dure confèrent aux salades un goût aigrelet et sauvage analogue à celui du cresson. Elles restent vertes et bonnes jusqu'au 4 décembre, jour de la sainte Barbe.

Bardane
Les jeunes feuilles tendres sont agréables à consommer.

Benoîte commune
Les feuilles tendres ont un goût de girofle.

Bourrache
Les très jeunes feuilles fraîches ont un goût de concombre.

Bourse à pasteur
On consomme la rosette des feuilles et les jeunes fruits en forme de cœur. Leur saveur un peu piquante rappelle celle du cresson.

Bugle rampante
Les jeunes pousses ont un goût agréable.

Bugrane (arrête-bœuf)
Les jeunes pousses se marient à d'autres plantes.

Campanule raiponce
Les jeunes feuilles et racines sont excellentes en salade.

Capucine
Les jeunes feuilles relèvent la saveur des salades par leur goût analogue à celui de cresson.

Cardamine des prés
Les jeunes feuilles constituent une excellente salade au goût de cresson.

Carotte sauvage
Les jeunes feuilles fraîches se consomment en salade.

Chicorée sauvage
Les très jeunes feuilles cueillies à partir de février, tendres, blanches et juteuses, ont une saveur amère très agréable.

Ciboulette sauvage
Les feuilles constituent un excellent condiment.

Compagnon blanc
Les jeunes feuilles fraîches s'associent à d'autres végétaux.

Consoude
Les jeunes feuilles, les jeunes tiges et pétioles sont délicieux.

Coquelicot
Les rosettes des jeunes feuilles sont ramassées au printemps.

Cochlearia officinal
Les jeunes feuilles sont coupées menues.

Crépis
Les feuilles se préparent de la même façon que celles du pissenlit.

Cynoglosse officinale
Les jeunes feuilles se consomment crues.

DOUCETTE
Les jeunes pousses sont récoltées au début du printemps.

ÉPIAIRE
Les jeunes pousses et feuilles sont comestibles.

ÉPILOBE
Dans les pays nordiques, on consomme les jeunes pousses et la moelle des tiges en salade.

ÉRABLE
Les jeunes feuilles tendres participent à une bonne salade.

ERYSIMUM VELAR
Les jeunes pousses rentrent dans la composition des salades.

FRAISIER SAUVAGE
On consomme les jeunes feuilles qui peuvent être mêlées aux salades.

FRÊNE
Les jeunes pousses se mangent en salade.

GAILLET MOU
Les jeunes feuilles fraîches sont très légères.

GUIMAUVE
Les jeunes pousses et les feuilles récoltées au printemps s'utilisent à petite dose du fait de leur effet laxatif.

HÊTRE (FAYARD)
Les très jeunes feuilles agrémentent les salades.

Houblon
Les jeunes pousses grimpantes confèrent un goût agréable aux salades.

Laiteron
Les jeunes feuilles au goût âpre et amer relèvent les salades.

Laitue des murs, laitue vireuse
À petite dose, du fait de leur saveur amère, les très jeunes feuilles sont rafraîchissantes.

Lampsane commune
Le goût des jeunes rosettes de feuilles rappelle celui du pissenlit.

Liondent
Les jeunes feuilles constituent une très bonne salade.

Marguerite des prés
Les jeunes pousses et les feuilles tendres se mêlent aux salades.

Mauve
Les jeunes pousses et les feuilles récoltées au printemps s'utilisent à petite dose, du fait de leur effet laxatif.

Mélilot
Les jeunes feuilles avant la floraison s'associent aux salades.

Mélisse
Les feuilles fraîches et les sommités florales aromatisent les salades.

Menthe
Les feuilles parfument agréablement les salades.

Mouron blanc
À petite dose et mêlées aux salades, les jeunes feuilles donnent un goût de noisette.

Moutarde blanche
Les feuilles des sauvageons se mangent en salade.

Myrte
Les toutes jeunes feuilles relèvent le goût des salades.

Origan
Les sommités sont un condiment pour les salades.

Orme champêtre
Les samares encore tendres peuvent être ajoutées aux salades.

Orpin blanc
La plante agrémente les salades de sa consistance craquante et de sa saveur poivrée.

Orpin réfléchi
Les feuilles charnues et juteuses mêlées à la salade en relèvent le goût.

Oxalis surelle
Les tiges et feuilles à saveur acidulée récoltées à Pâques au moment de la floraison, remplacent le jus de citron (acide oxalique).

PÂQUERETTE
On incorpore de jeunes feuilles tendres dans les salades composées.

PARIÉTAIRE
Les jeunes feuilles s'ajoutent aux salades.

PIMPRENELLE SANGUISORBE
La saveur des jeunes feuilles est celle du concombre.

PISSENLIT
Les jeunes pousses avant la floraison constituent une excellente salade.

PLANTAIN
Les feuilles charnues et croquantes des espèces « corne de cerf » et « lancéolé » rentrent dans la composition des salades.

PORCELLE ENRACINÉE
Les jeunes rosettes de consistance croquante sont très agréables.

POURPIER POTAGER
On utilise les jeunes pousses charnues et âcres.

PRÊLE DES CHAMPS
Les toutes jeunes pousses apportent une forte teneur en sels minéraux.

PULMONAIRE OFFICINALE
Ses jeunes feuilles se cueillent au printemps.

Raiponce en épi
Les jeunes feuilles et racines ont un goût très agréable.

Renouée bistorte
Les feuilles qui apparaissent au début du printemps constituent une salade au goût aigrelet.

Roquette sauvage
Les jeunes pousses ont une saveur âcre et piquante.

Rumex oseille
La saveur acidulée des jeunes feuilles relève le goût des salades.

Salsifis des prés
Le goût des jeunes feuilles cueillies au printemps est analogue à celui de l'endive ou de la chicorée.

Sanguisorbe officinale
La saveur des feuilles est proche de celle du concombre.

Saxifrage
Les jeunes feuilles à saveur de concombre entrent dans la composition de délicieuses salades printanières.

Silène enflé
Les jeunes pousses printanières se mêlent aux salades.

Tabouret
Les jeunes rosettes de feuilles agrémentent les salades.

Tilleul
Les jeunes feuilles encore translucides confèrent aux salades un goût très agréable.

Tussilage pas d'âne
On incorpore de très jeunes feuilles avec leurs pétioles dans les salades.

Vinaigres et Conserves par le vinaigre

L'usage du vinaigre est très ancien. La « posca » que buvaient les soldats romains n'est autre que du vinaigre étendu d'eau.

d'un point de vue médical, l'acide acétique contenu dans le vinaigre lui confère des propriétés antiseptiques appréciables. Certes il ne tue pas les microbes, mais il en arrête le développement s'il est suffisamment concentré. C'est ainsi qu'apparaît pour la première fois, au cours de la terrible épidémie de peste qui ravagea la ville de Toulouse au XVIIe s., le célèbre « vinaigre des 4 voleurs » dont s'enduisaient ceux-ci pour se protéger avant d'aller détrousser les pestiférés.

Par ailleurs, les aromates et sauces au vinaigre contribuent à l'hygiène alimentaire, en favorisant de bonnes digestions, elles-mêmes conditionnées par le taux d'acidité du suc gastrique.

Enfin en cosmétique, les vinaigres de toilette longtemps délaissés retrouvent leurs titres de noblesse. Que l'amateur de vie simple et saine n'hésite pas à tenter l'expérience des multiples ressources de ces vinaigres qui procurent tant de fraîcheur et de bien-être :

– ajoutés à l'eau de toilette, ils désincrustent, éclaircissent et assainissent la peau

– ils adoucissent l'eau du bain

– en rinçage, à raison d'une c. à s. dans le quart du lavabo, ils assouplissent et rendent soyeuse la chevelure
– en frictions sur les mains, aisselles et pieds, ils désodorisent le corps
– en application sur les piqûres d'insectes, ils calment la douleur
– en vaporisation dans les pièces d'habitation, ils assainissent l'atmosphère
Il n'est rien de plus simple et de plus économique que de fabriquer soi-même ses vinaigres et ses compositions aromatiques ou condimentaires.

Le vinaigre simple

Le vinaigre est un liquide rouge ou blanc résultant de la fermentation acétique de vins faibles ou d'autres solutions alcooliques de faible degré, telles que la bière, le cidre, le poiré, etc. Meilleur est le vin ou le cidre, meilleur est le vinaigre.

Le mycoderme du vinaigre – La mère du vinaigre

La fermentation acétique est caractérisée par la présence d'une levure, le mycoderme, qui se développe à la surface des boissons fermentées et des jus sucrés et les recouvre d'un voile grisâtre communément appelé la « fleur ». Ce sont les amas gélatineux et épais de ces cellules que l'on appelle « mère du vinaigre ». Quelquefois, la « mère » devient trop considérable et le vinaigre est altéré. On enlève alors la partie qui paraît la moins saine. Il faut surveiller que des mouches à vinaigre ne viennent pas détruire la « mère ». Le mycoderme vit aux dépens de l'alcool, qui en sa présence s'empare de l'oxygène de l'air pour se transformer en acide acétique.

Vinaigrier

Le vinaigrier de ménage est un petit baril de bois, ou mieux un récipient de terre vernissée largement aéré et muni d'un robinet d'évacuation situé à 2 ou 3 cm de la base.

Pour une production plus importante, on utilise un baril d'une contenance de 20 à 30 litres. Il doit être élevé sur un bâti, de manière qu'on puisse facilement en tirer le vinaigre. Le robinet en bois ne doit pas être placé tout à fait au bas du baril, parce que la lie s'écoulerait par là. La bonde ne doit pas être hermétiquement fermée. Un bouchon de paille convient.

Attention de ne pas placer le vinaigrier à la cave où il pourrait détériorer les vins.

Fabrication du vinaigre

Le procédé le plus simple d'ensemencement consiste à placer directement une « mère de vinaigre » dans du vin frais. Faute de « mère » on peut facilement fabriquer soi-même son vinaigre : on verse dans le vinaigrier maintenu à température de 30 à 35° C, environ 3 litres de vinaigre. Après quelques jours, on ajoute 1/4 de litre de vin frais. Au bout de 8 jours, on soutire régulièrement toutes les semaines 1/4 de litre de vinaigre et on le remplace par 1/4 de litre de vin.

Le mycoderme est le plus souvent fourni par des copeaux de hêtre mis en contact avec l'eau qui se charge des principes solubles de ce bois. C'est pourquoi dans un local chauffé à température de 35° C, on place un vieux tonneau à demi rempli de vinaigre. Tous les 8 jours, on verse dedans 10 litres de vin que l'on fait couler préalablement sur des copeaux de hêtre. En même temps, par le robinet inférieur on retire du tonneau 8 à 10 litres de vinaigre. Une fois mis en train, ce procédé donne 10 litres de vinaigre tous les 8 jours.

On peut également obtenir une bonne « mère » de vinaigre avec du cidre ou du vin rouge qu'on fait aigrir en exposant le baril qui le contient dans un lieu chaud, comme dans un grenier non isolé. Lorsqu'on a acquis la certitude que le liquide est parfaitement aigre, on rajoute du vin peu à peu, avec un peu de vinaigre fort.

Enfin, voici un procédé légèrement différent : faire bouillir 2 litres d'excellent vinaigre rouge ou blanc, le verser dans le baril, boucher la bonde, le rouler dans tous les sens pour que le vinaigre touche partout. l'emplir à moitié de vin de bonne qualité et le laisser 8 jours dans un lieu chaud (35° C). Faire bouillir 2 autres litres de vinaigre, les verser dans le baril, achever de remplir avec du vin, le placer dans l'endroit où il doit rester. Un mois après, on peut s'en servir. Il se bonifie à mesure qu'il vieillit. Toutes les fois que l'on tire du vinaigre, remettre la même quantité de vin.

Conservation des vinaigres

Les vinaigres se conservent dans des bouteilles bien bouchées, en un endroit sombre et frais.

Le vinaigre fort

On peut augmenter la force du vinaigre, quelle que soit sa qualité, en le faisant évaporer. Pour cela, on le met à chauffer dans une terrine de grès que l'on place sur un feu modéré, sans l'amener à ébullition. On le laisse évaporer jusqu'à ce qu'on le juge suffisamment « réduit », soit généralement de 1/5e de son volume.

Le vinaigre à la glycérine

Le cas échéant, l'action irritante produite sur la peau par des vinaigres aromatiques et cosmétiques peut se trouver neutralisée par leur combinaison avec la glycérine, principe essentiellement pénétrant et assouplissant.

À l'exemple du vinaigre de lavande glycériné qui suit, d'autres vinaigres peuvent se préparer en étendant une essence végétale dans du vinaigre que l'on additionne parfois de 1/10e d'alcool et de 1/20e de glycérine.

Vinaigre de lavande glycériné

– Vinaigre blanc
– Glycérine : 30 g
– Essence de lavande : 1 g
– Essence de romarin : 1 g

Bien mélanger le tout.

Les Vinaigres aromatiques

Si certains vinaigres aromatiques sont plus spécialement réputés pour la cuisine et la table, n'oublions pas les bienfaits qu'ils peuvent apporter dans la toilette. C'est le goût du lecteur qui accordera à l'un ou à l'autre de ces vinaigres aromatiques l'utilisation de son choix.

Les vinaigres aromatiques se préparent en faisant tremper longuement des plantes dans du vinaigre. Le vinaigre blanc est généralement conseillé pour pallier les inconvénients d'une coloration rouge. Pour leur préparation, aucun instrument oxydable ne doit être utilisé.

Vinaigre de fleurs de capucine

– Fleurs de capucine : 62 g
– Fort vinaigre blanc : 1 litre

Laisser macérer dans une cruche couverte exposée au soleil pendant 3 semaines. Filtrer.

Vinaigre aux graines de céleri

– Graines de céleri : 120 g
– Fort vinaigre blanc : 1 litre

Laisser macérer 15 jours et filtrer.

Vinaigre aux zestes de citron ou d'orange
– Zestes de citron ou d'orange : 120 g
– Fort vinaigre blanc : 1 litre
Laisser macérer 15 jours et filtrer.

Vinaigre d'estragon
– Feuilles d'estragon récentes : 62 g
– Fort vinaigre blanc : 1 litre
Laisser macérer dans une cruche couverte exposée au soleil pendant 3 semaines et filtrer.

Vinaigre de framboises
À la dose de 20 à 50 g par jour, il s'emploie en tisane infusée dans l'eau bouillante. Agréable et rafraîchissant, il sert à préparer des boissons très convenables pendant les grandes chaleurs. Il a un effet laxatif et diurétique. Il peut être sucré à volonté, avec du sucre ou du miel. Il sert à faire le sirop de vinaigre framboisé.
– Framboises avant leur trop grande maturité et dépouillées de leurs pédoncules : 300 g
– Fort vinaigre blanc : 1/4 de litre
– Sucre ou miel : facultatif
Laisser macérer 10 jours, passer sans presser et filtrer.

Vinaigre de menthe
– Feuilles sèches de menthe : 100 g
– Bon vinaigre blanc : 1 litre
Faire macérer 8 jours en agitant de temps à autre. Passer en pressant fortement. Laisser reposer 24 heures et filtrer.

Vinaigre de mûres
– Mûres avant leur trop grande maturité et dépouillées de

leurs pédoncules : 300 g
– Fort vinaigre blanc : 1 litre
– Farine de moutarde : dans un petit sachet
Laisser macérer 10 jours, passer sans presser et filtrer.

Vinaigre de myrtilles
– Myrtilles : 300 g
– Fort vinaigre blanc : 1/4 de litre
Laisser macérer 10 jours, passer sans presser et filtrer.

Vinaigre de fleurs d'œillet
Ce vinaigre sert pour la table ou pour la toilette. En gargarismes, il s'utilise à la dose de 1 à 2 c. à s. dans un verre d'eau tiède.
– Fleurs d'œillet séchées à moitié seulement : 125 g
– Fort vinaigre blanc : 1 litre
Mettre le tout dans une bouteille de verre bien bouchée pour le faire macérer au soleil pendant 15 ou 20 jours. Le filtrer en pressant.

Vinaigre de réséda
– Fleurs de réséda : 100 g
– Bon vinaigre blanc : 1 litre
Faire macérer pendant 8 jours en agitant de temps à autre. Passer en pressant fortement. Laisser reposer 4 heures et filtrer.

Vinaigre de fleurs de romarin
– Fleurs ou sommités de romarin : 125 g
– Fort vinaigre blanc : 1 litre
Mettre le tout dans une bouteille de verre bien bouchée et faire macérer au soleil 15 à 20 jours. Le filtrer en pressant.

Vinaigre de sauge

Ce vinaigre sert pour la table aussi bien que pour la toilette.
– Sauge : 125 g
– Fort vinaigre blanc : 1 litre
Mettre le tout dans une bouteille de verre bien bouchée pour le faire macérer au soleil pendant 15 à 20 jours. Le filtrer en pressant.

Vinaigre de fleurs de souci

Ce vinaigre sert pour la table aussi bien que pour la toilette.
– Fleurs de souci : 125 g
– Fort vinaigre blanc : 1 litre
Mettre le tout dans une bouteille de verre bien bouchée pour le faire macérer au soleil pendant 15 à 20 jours. Le filtrer en pressant.

Vinaigre aux baies de sureau

– Baies de sureau équeutées : 500 g
– Échalotes : 4
– Macis : 2 g
– Poivre en grains : 2 g
– Gingembre : 2 g
– Vinaigre fort : 1/2 litre
Verser le vinaigre bouillant sur les baies et laisser macérer 12 heures. Filtrer en pressant. Ajouter au liquide obtenu les aromates et faire bouillir 10 minutes. Mettre en bouteilles.

Vinaigre de fleurs de sureau

Ce vinaigre favorise l'appétit.
– Fleurs de sureau : 125 g
– Fort vinaigre blanc : 1 litre

Mettre le tout dans une bouteille en verre bien bouchée pour le faire macérer au soleil pendant 15 à 20 jours. Le filtrer en pressant.

Vinaigre aromatisé

Ce vinaigre est excellent.

– Jeunes tiges d'estragon : 2 fortes poignées
– Ail : 4 gousses
– Petits oignons : 20
– Fleurs de sureau sèches : 60 g
– Feuilles de roses odorantes : 1/2 poignée
– Fleurs de capucine : 1/2 poignée
– Thym : 2 petites branches
– Laurier-sauce : 6 feuilles
– Salicorne : 1/2 poignée
– Clous de girofle : 6 clous
– Sel marin : 250 g
– Bon vinaigre fort

Placer tous ces aromates dans une cruche de 6 litres. On remplit la cruche de bon vinaigre fort, on la couvre avec une tuile et on la place dans un lieu exposé à l'action du soleil. Après 3 semaines, on décante puis on filtre le vinaigre à l'aide d'un entonnoir de verre garni d'un filtre de papier gris. On le verse dans des bouteilles bien bouchées.

Conserves par le vinaigre

Le vinaigre est utilisé pour conserver crus certains légumes et fruits servis comme hors-d'œuvre ou employés comme condiments. Toutes les préparations au vinaigre dénaturent le goût du produit traité. La saveur acidulée est souvent rehaussée par l'addition d'épices et d'aromates variés. Le lecteur pourra adapter les recettes à ses propres goûts, selon les aromates dont il disposera.

Généralement, les procédés employés pour ces préparations comprennent deux temps :

1) Une macération destinée à faire rendre aux fruits ou légumes la plus grande partie de leur eau de végétation qui affaiblirait le vinaigre et diminuerait son pouvoir antiseptique.

2) La conservation proprement dite dans un vinaigre suffisamment concentré.

Selon les goûts, on augmente la force du vinaigre par une évaporation qui réduit son volume de 1/5e environ.

Le bouchage et le stockage des bocaux

Le bouchage des bocaux a beaucoup d'importance pour la conservation des produits. Il doit être très hermétique car à l'air libre, le vinaigre perd de sa force.

Pour la fermeture des bocaux, on utilise soit le liège plat, soit le parchemin, la vessie de porc ou plusieurs épaisseurs de linge recouvertes de papier parcheminé ou paraffiné. Cela dépend du diamètre de l'ouverture.

Il convient de ranger les bocaux dans un endroit sombre et frais.

Fruits de berbéris ou épine-vinette au vinaigre

– Fruits d'épine-vinette cueillis en septembre
– Vinaigre fort
– Sel

Étaler les fruits sur un linge toute une journée pour les faire ramollir. En remplir un bocal et recouvrir de vinaigre salé. Attendre 1 mois pour les consommer.

Betterave rouge au vinaigre

– Betteraves rouges : 1 kg
– Oignon : 1
– Thym : 1 petite branche
– Laurier-sauce : 1 feuille
– Poivre en grains : 2 g
– Ail : 1 gousse
– Sucre en poudre : 100 g
– Sel : 20 g
– Vinaigre fort : 2 grands verres
– Eau : 1 litre

Cuire les betteraves rouges au four ou à l'étouffé. Les peler et les couper en tranches. En remplir un bocal, en alternant 1 rondelle d'oignon de temps à autre. Préparer un bouillon composé de 1 litre d'eau auquel on rajoute le vinaigre et les autres aromates. Après la première ébullition, retirer du feu et laisser refroidir. Verser dans le bocal que l'on ferme hermétiquement et attendre 15 jours pour consommer.

Bigarreaux au vinaigre

– Bigarreaux peu mûrs, mais très sains
– Estragon
– Poivre blanc en grains
– Sel : 20 g par litre de vinaigre
– Bon vinaigre

Raccourcir les pédoncules des cerises à 2 cm et les laver de la façon suivante : les placer dans un panier à salade, les faire tremper à deux reprises dans de l'eau fraîche. Les laisser égoutter et achever de les sécher en les étalant sur un lit spongieux. Ranger les bigarreaux par lits dans les bocaux, en intercalant de temps en temps une branche d'estragon et quelques grains de poivre. Laisser un vide de 5 cm en haut du bocal. d'autre part, faire bouillir du vinaigre salé, en préparant 1/5e en plus de la quantité nécessaire. Le liquide étant refroidi, le verser sur les fruits et laisser macérer 48 heures. Recueillir le vinaigre sans sortir les fruits des bocaux et ajouter l'excédent qu'on avait mis de côté. Faire bouillir pendant 4 minutes laisser refroidir et recouvrir à nouveau les fruits. Boucher les bocaux avec du papier parcheminé ou plusieurs épaisseurs de linge, et les ranger dans un endroit frais. Après 15 jours, on peut commencer à consommer.

Feuilles de bourrache au vinaigre

Confites dans du vinaigre, les feuilles de bourrache ont l'odeur et la saveur du concombre. On les utilise comme hors-d'œuvre.

– Feuilles de bourrache
– Vinaigre fort
– Sel

On opère pour cette préparation de la même façon que pour les fruits de berbéris au vinaigre.

Fleurs de bourrache au vinaigre

Les fleurs fraîches de bourrache confites dans du vinaigre confèrent à celui-ci une belle coloration bleue.

Câpres au vinaigre

– Jeunes boutons floraux de câprier
– Vinaigre fort
– Sel

On opère pour cette préparation de la même façon que pour les baies de berbéris au vinaigre.

Bourgeons et très jeunes fruits de capucine au vinaigre

–Jeunes boutons floraux de capucine ou semences de capucine après que les pétales soient tombés
– Estragon
– Thym
– Laurier
– Ail
– Poivre
–Vinaigre fort
– Sel

Faire dégorger les boutons ou les semences au sel pendant 1/2 journée. Les laisser égoutter et sécher en les étalant sur un linge spongieux, et les mettre en bocal. Faire chauffer du vinaigre avec les aromates et dès la première ébullition, le verser bouillant dans le bocal. Ne fermer hermétiquement qu'après refroidissement complet du liquide.

Cœurs de carline au vinaigre

– Cœurs de carline
– Sel : 250 g
– Vinaigre : 1/2 litre
– Eau : 1 litre

Préparer les cœurs de carline comme des cœurs d'artichaut, en retirant les feuilles et en les laissant tremper dans l'eau claire pour éviter qu'ils ne noircissent. Cuire dans l'eau bouillante jusqu'à ce que le foin se détache. Les égoutter sur un linge spongieux et les mettre dans un bocal. Faire chauffer l'eau avec le vinaigre et le sel jusqu'à ce que celui-ci soit fondu. Laisser refroidir et verser dans le bocal. Fermer hermétiquement ce dernier.

Pickles aux cerises

Ce sont des hors-d'œuvres.

– Grosses cerises à peine mûres
– Écorce de cannelle : 1 c. à c.
– Clous de girofle : 1 c. à c.
– Poivre de Jamaïque : 1 c. à c.
– Sucre : 3 fois le poids du vinaigre
– Bon vinaigre fort

Préparer un sirop avec le vinaigre et le sucre et y faire macérer pendant 24 heures les aromates contenus dans un nouet de mousseline. Retirer les aromates et faire bouillir le sirop à diverses reprises pendant 1 semaine. Il faut environ

600 g de sirop vinaigré pour un bocal de 5 litres. Verser le sirop sur les cerises entassées, la queue en l'air, dans un grand bocal de verre ou de grès plongé dans de l'eau chaude. Les bocaux doivent être fermés hermétiquement.

Glands de chênes au vinaigre

– Glands de chêne
– Poivre en grains
– Graines de fenouil
– Laurier-sauce
– Sel
– Vinaigre

Après les avoir décortiqués, saupoudrés de sel, fait dégorger pendant 1/2 journée et essuyés avec un linge absorbant, disposer les glands de chêne dans un bocal avec les aromates. Verser dessus le vinaigre bouillant, laisser refroidir et fermer hermétiquement. Attendre 1 mois pour consommer.

Racine de chicorée au vinaigre

– Racine de chicorée : 250 g
– Sel
– Vinaigre : 1/2 litre
– Eau : 1 litre

Éplucher les racines de chicorée et les tremper dans l'eau claire pour éviter qu'elles ne noircissent. Les faire cuire dans de l'eau bouillante salée, égoutter sur un linge absorbant et mettre dans un bocal. Recouvrir de vinaigre salé, fermer hermétiquement et attendre 1 mois pour consommer.

Chou cabus ou chou rouge au vinaigre

- Chou cabus ou chou rouge
- Clous de girofle
- Laurier-sauce
- Poivre en grains
- Sel
- Vinaigre

Retirer le cœur du chou en le coupant en 4. Le couper en rondelles disposées en couches dans un plat creux en saupoudrant chaque couche de sel. Laisser dégorger pendant 3 jours au frais en recouvrant d'une planchette et d'un poids. Laisser égoutter, puis sécher dans un linge absorbant et disposer dans un bocal. Faire chauffer le vinaigre avec les aromates et dès la première ébullition, le verser bouillant dans le bocal. Ne fermer hermétiquement le bocal qu'après refroidissement complet du liquide.

Chou-fleur au vinaigre

- Chou-fleur
- Poivre en grains
- Petits piments

Laisser dégorger de petits bouquets de chou-fleur dans de l'eau bouillante salée pendant 3 minutes. Les égoutter puis sécher dans un linge spongieux et disposer dans un bocal. Faire chauffer le vinaigre avec les aromates. Dès la première ébullition, le verser bouillant dans le bocal. Laisser refroidir et fermer hermétiquement le bocal.

JEUNES POUSSES DE CLÉMATITES DES HAIES AU VINAIGRE

– Jeunes pousses de clématite des haies
– Vinaigre fort
– Sel

Étaler les pousses sur un linge toute une journée pour en absorber l'humidité. En remplir un bocal et recouvrir de vinaigre salé. Attendre 1 mois pour les consommer.

CORNICHONS OU PETITS CONCOMBRES AU VINAIGRE

Choisir les cornichons ou les concombres parfaitement sains, petits, bien verts et durs, des premières cueillettes.

– Sel
– Petits oignons blancs
– Estragon
– Piments
– Poivre en grains
– Petits melons dégorgés (facultatif)
– Haricots verts (facultatif)
– Bon vinaigre

Brosser les cornichons ou les concombres ou les essuyer avec un linge fin jusqu'à ce qu'ils soient nets et brillants. Les placer dans un récipient en grès ou en faïence avec du sel, en alternant une couche de cornichons ou de concombre, une couche de sel et en terminant par le sel. Le lendemain, les cornichons ou les concombres baignent dans une saumure que l'on jettera. Les faire égoutter puis les laver à l'eau fraîche légèrement vinaigrée. Les égoutter ou les essuyer à nouveau et les ranger dans des bocaux avec les condiments destinés à les accompagner. Disposer en mettant les cornichons ou les concombres par couches, ajoutant de temps à autre quelques petits oignons blancs. Au milieu du bocal, mettre l'estragon et les piments. Remplir jusqu'à 5 cm du bord. Verser le vinaigre, boucher hermétiquement et placer les bocaux dans un endroit frais. Au bout de 1 mois 1/2 les cornichons peuvent être consommés.

Boutons floraux de coucou ou primevère officinale au vinaigre

– Boutons floraux de coucou
– Sucre : 100 g par 1/2 litre de vinaigre
– Vinaigre

Laver, égoutter et sécher de jeunes boutons de fleurs. En garnir un bocal. Verser dessus du vinaigre bouillant sucré. Boucher hermétiquement le bocal et laisser confire environ 2 mois.

Fleurs de faux pistachier ou staphylier au vinaigre

– Fleurs de faux pistachier
– Vinaigre fort
– Sel

Après les avoir blanchies à l'eau bouillante, étaler les fleurs sur un linge toute une journée pour en absorber l'humidité. En remplir un bocal et recouvrir de vinaigre salé. Attendre 1 mois pour consommer.

Boutons floraux de ficaire au vinaigre

– Boutons floraux de ficaire
– Vinaigre fort
– Sel

Étaler les fleurs sur un linge toute une journée pour en absorber l'humidité. En remplir un bocal et recouvrir de vinaigre salé. Attendre 1 mois pour les consommer.

SAMARES DE FRÊNE AU VINAIGRE

– Jeunes samares de frêne
– Poivre en grains
– Semences de fenouil
– Sel
– Vinaigre

Après les avoir fait macérer 1 heure dans de l'eau salée puis essuyées dans un linge spongieux, disposer les toutes jeunes samares de frêne dans un bocal avec les aromates. Les recouvrir de vinaigre bouillant et laisser macérer 2 mois.

FRUITS CONFITS AU VINAIGRE

Il faut avoir la précaution de choisir les fruits dans leur parfaite maturité et par un temps très sec.

– Fruits : à volonté
– Sucre : 3 parties de sucre pour 1 partie de vinaigre
– Vinaigre blanc de bonne qualité

Faire fondre le sucre dans le vinaigre jusqu'à consistance de sirop acéteux où l'acide ne domine point trop. C'est dans ce sirop que l'on met les fruits que l'on veut conserver. Il faut avoir soin de tenir les vases de grès qui les contiennent dans un endroit ni trop chaud, ni trop froid. Au bout de 6 à 7 mois, le sirop a parfaitement pénétré les fruits. Les fruits ainsi confits conservent toute leur saveur et ont un goût très agréable.

Boutons floraux de genêt à balai ou de genêt des teinturiers ou genestrelle au vinaigre

Ne pas confondre le genêt à balai avec le « genêt d'Espagne » très toxique.

– Boutons floraux de genêt à balai ou de genêt des teinturiers
– Vinaigre fort
– Sel

Étaler les boutons sur un linge toute une journée pour en absorber l'humidité. En remplir un bocal et recouvrir de vinaigre salé. Attendre 1 mois pour les consommer.

Achards aux légumes

Ce sont des hors-d'œuvre

– Asperges vertes : 1 bottillon
– Chou-fleur : 1 petite tête
– Chou pommé : 1 cœur
– Petits melons verts : 4
– Petites carottes entières : 10
– Cerises vertes : 15 à 20
– Groseilles à maquereau : 15 à 20
– Estragon : 8 tiges
– Ail : 5 gousses
– Petits oignons blancs : 20 à 25
– Piments : 5
– Clous de girofle : 4 clous
– Poivre blanc en grains : 10 g
– Sel : 20 g
– Vinaigre : 2 litres

Faire infuser l'estragon dans le vinaigre pendant 3 jours. Retirer l'estragon. Faire mariner les autres aromates dans le vinaigre pendant 3 semaines. Faire alors blanchir pendant

4 minutes les légumes et les fruits puis les égoutter et les rafraîchir. Les disposer dans un bocal et les recouvrir du vinaigre aromatisé. Laisser confire environ 2 mois.

Pickles aux légumes

Cette préparation ressemble à celle des achards mais elle est plus forte. Aromatiser d'abord le vinaigre puis y laisser macérer pendant 15 jours les légumes blanchis. Après ce temps, soutirer le vinaigre, y délayer 2 ou 3 c. à s. de farine de moutarde anglaise. Battre le liquide et le verser dans les bocaux de légumes qui sont bouchés et rangés dans un endroit sombre et frais.

Petits melons au vinaigre

Il s'agit là des tout petits melons que l'on enlève pour alléger une plante trop chargée de fruits.

On opère pour cette préparation de la même façon que pour les pickles aux cerises.

Graines de moutarde blanche au vinaigre

Les graines de moutarde peuvent être ajoutées au poivre en grains ou aux autres aromates dans toutes les macérations à base de vinaigre.

Moutardes condimentaires

Recette simple

– Graines de moutarde pulvérisées : 1 c. à s.
– Huile d'olive : 1 c. à c.
– Vinaigre d'estragon : 1 verre à liqueur
– Poivre blanc : 1 pincée

Le vinaigre et l'huile doivent être de bonne qualité.
Délayer la moutarde avec le vinaigre jusqu'à ce que le mélange soit bien homogène. Ajouter l'huile et le poivre en mélangeant.

Moutarde aux fines herbes

– Graines de moutarde pulvérisées : 3 c. à s.
– Sucre : 3 c. à s.
– Poivre pulvérisé : 1 pincée
– Vinaigre de cidre ou de vin
– Laurier-sauce : 1 feuille
– Thym : 1 pincée

Mélanger la moutarde avec le sucre et le poivre. Délayer avec juste assez de vinaigre pour obtenir une belle moutarde crémeuse. Ajouter la feuille de laurier et le thym. Faire cuire à feu lent pendant 5 minutes, en remuant sans arrêt. Mettre en pots de terre, bien fermer et laisser reposer 6 à 8 jours avant de l'utiliser.

Petits oignons blancs au vinaigre

– Petits oignons blancs
– Estragon : 1 tige
– Ail : 1 gousse
– Poivre blanc en grains : 1 c. à c.
– Sel : 1 c. à c.
– Vinaigre : 1 litre

Ranger les oignons dans un bocal avec les aromates. Verser dessus la quantité nécessaire de vinaigre bouillant et couvrir. Laisser mariner environ 2 mois.

Jeunes feuilles de panicaut au vinaigre

Elles se préparent et se consomment comme les cornichons au vinaigre.

Feuilles de perce-pierre ou fenouil marin ou criste marine au vinaigre

Il est très agréable de consommer les feuilles de ce fenouil marinées au vinaigre à la façon des cornichons.

Boutons floraux de pissenlit au vinaigre

– Jeunes boutons floraux de pissenlit
– Vinaigre fort
– Sel

Étaler les boutons sur un linge toute une journée pour en absorber l'humidité. En remplir un bocal et recouvrir de vinaigre salé. Attendre 1 mois pour les consommer.

POIRES AU VINAIGRE

– Petites poires : 2 kg
– Jus de citron
– Clous de girofle : 2 clous
– Feuille de laurier-sauce : 1 feuille
– Cannelle : 1 petit bâton
– Sucre : 70 g
– Fort vinaigre : 700 g

Éplucher les poires en leur gardant 2 cm de queue, et les faire attendre dans l'eau acidulée au citron pour éviter qu'elles ne noircissent. Faire bouillir le vinaigre avec le sucre et les aromates pendant une bonne heure, le filtrer et le faire encore épaissir en consistance de sirop. Le verser bouillant sur les fruits placés entre-temps dans un bocal. Attendre que le liquide soit complètement refroidi pour fermer hermétiquement. Attendre 1 mois pour consommer.

JEUNES BOURGEONS DE POPULAGE OU SOUCI D'EAU AU VINAIGRE

– Jeunes bourgeons de populage
– Vinaigre fort
– Sel

Après les avoir blanchis à l'eau bouillante, étaler les bourgeons sur un linge toute une journée pour les débarrasser de leur humidité. En remplir un bocal et recouvrir de vinaigre salé. Attendre au moins 1 mois pour les consommer.

FEUILLES ET TIGES TENDRES DE POURPIER AU VINAIGRE

Les feuilles et tiges tendres de pourpier confites au vinaigre se préparent et se consomment comme les jeunes bourgeons de populage.

Jeunes pousses de tiges fertiles de prêle au vinaigre

– Jeunes pousses de tiges fertiles de prêle
– Vinaigre fort
– Sel

Retirer la graine et les anneaux qui enveloppent les jeunes pousses, et faire cuire celles-ci dans l'eau bouillante salée comme des asperges. Les égoutter et les sécher sur un linge absorbant. En garnir un bocal et recouvrir de vinaigre salé. Il faut attendre 1 mois pour les consommer.

Prunes au vinaigre

Retirer les queues de petites prunes fermes et les piquer avec une épingle de façon à faciliter la pénétration du vinaigre. Ces prunes au vinaigre se préparent comme les pickles aux cerises.

Racines de raifort au vinaigre

– Racines de raifort
– Vinaigre fort
– Sel

Éplucher et couper en rondelles fines des racines de raifort. Les faire dégorger au sel pendant 24 heures, les égoutter et les sécher sur un linge absorbant. En garnir un bocal et recouvrir de vinaigre. Fermer hermétiquement et ne consommer qu'au bout de 1 mois.

Salicorne au vinaigre

– Parties tendres de salicorne récoltée en juin
– Poivre en grains
– Échalote
– Bon vinaigre blanc

Laver, égoutter et sécher la plante sur un linge absorbant. La déposer dans un bocal et verser dessus le vinaigre bouillant aromatisé au poivre et à l'échalote. Fermer hermétiquement et attendre 2 mois avant de consommer.

Petites tomates vertes au vinaigre

– Petites tomates vertes
– Estragon : 1 tige
– Ail : 1 gousse
– Poivre blanc en grains : 1 c. à c.
– Petits oignons blancs : 5
– Vinaigre : 1 litre

Laisser dégorger les tomates dans de l'eau bouillante salée pendant 3 minutes. Les égoutter puis les sécher dans un linge spongieux et les disposer dans un bocal. Faire chauffer le vinaigre avec les aromates. Au premier bouillon, le verser dans le bocal, laisser refroidir et fermer hermétiquement.

Lexique

Bain-Marie
Il se compose d'une casserole pleine d'eau que l'on place sur le feu. On plonge dans cette casserole un autre récipient dans lequel on place la matière à fondre, à chauffer ou à cuire. Pour obtenir une température plus élevée, on peut ajouter à l'eau une bonne poignée de sel. Le récipient contenant le breuvage est le plus souvent couvert pendant la cuisson.

Décoction
On fait bouillir les plantes dans le liquide.

Infusion
On verse le liquide bouillant sur les plantes, et on les tient étouffées un moment.

Macération
On fait tremper longuement les plantes dans le liquide, généralement à froid.

Solution
C'est un liquide dans lequel on fait dissoudre un produit solide quelconque.

Marie Delmas

Le destin de

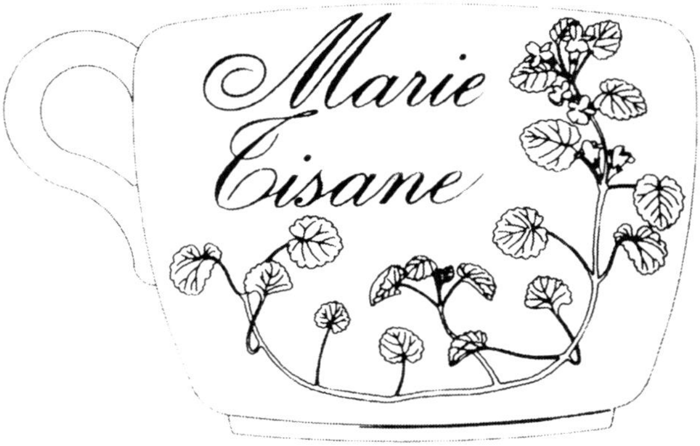

Une vocation - un métier

L'intérêt de Marie pour les Plantes

Chacun possède en soi mille dispositions que la chance, la fatalité ou le hasard lui fournissent ou non l'occasion d'épanouir. d'où m'est donc venu ce goût particulier pour les plantes sauvages ? Dans ma prime enfance, ma marraine confectionnait un herbier, et feuilletait la flore de Bonnier pour identifier ses cueillettes qu'elle collait sur de grandes feuilles de papier buvard gris. Pendant les vacances en Haute-Loire, mon frère aîné organisait des promenades sur le thème des plantes sauvages comestibles. Sous sa houlette, nous partions à la recherche de baies et de champignons que nous confrontions au « *Guide du Naturaliste* ».

La bibliothèque de mon père comptait deux magnifiques collections datant du début du XXe siècle : l'une de « *Planches coloriées d'arbres, arbustes et arbrisseaux, de fleurs des bois, de fleurs des prairies et des pâturages* » de Paul Lechevalier, sur laquelle figurait en première page la pulsatille noire qu'un homéopathe me révélera soixante ans plus tard être le symbole de ma personnalité ; et l'autre d'« *Aquarelles de la flore des Alpes et des Pyrénées* » de Ch. Flahault, que je consultais avec admiration.

Il n'est donc pas surprenant que se soit développé en moi un goût de la nature et des cueillettes sauvages. À mon tour, profitant des vacances avec ma propre famille en Dauphiné, en Ardèche, dans les Alpes de Haute-Provence, en Vendée ou en Haute-Savoie, les occasions ne manqueront pas d'étoffer mes connaissances que je destinerai à de menus soins. À ce titre, le « *Petit Guide des Plantes Médicinales* » relayé par le

« *Dictionnaire Larousse des Plantes qui Guérissent* » deviendront mes meilleurs alliés.

Pendant l'été 1972 passé près de Beauvoir-sur-Mer, notre famille de six personnes loge dans une maisonnette à l'équipement plus que sommaire. Ce sont des vacances à vélo puisque nous ne possédons pas de voiture. En tête de file, j'enveloppe Laure âgée de deux ans et demi dans un drap de bain sur mon siège d'enfant et James joue le rôle de serre-file à l'arrière de la colonne. Nos cinq vélos roulent les uns derrière les autres sur des dizaines de kilomètres de routes tranquilles de Vendée, même par grand vent. Les petites jambes de cinq, sept et huit ans s'activent plus que celles des adultes. À la vue d'une touffe de lotier corniculé, de fenouil ou de toute autre plante médicinale, mon bras droit se tend tel un sémaphore, signal instantanément reproduit par cinq relais, et notre flottille marque un temps d'arrêt sur le bas-côté. Chacun se détend ou m'aide à la cueillette, puis nous repartons. La récolte séchera difficilement dans l'atmosphère humide de l'une des deux chambres sacrifiée à cet effet.

En juillet 1975, le maire d'une commune haut perchée de l'Ardèche, Chanéac, lance un appel pour que se regroupent dans son village des gens à l'esprit communautaire. James se met sur les rangs et nous nous voyons allouer gracieusement deux pièces dans l'immense cure désaffectée où les souris courent en liberté. Je nappe l'unique chambre de linceuls blancs sur lesquels sécheront les plantes ramassées alentour et je jalonne de pinces à linge des ficelles tendues de mur à mur auxquelles seront pendues les tiges les plus coriaces. Étant donnée notre consommation exceptionnelle de myrtilles, James se surprend à lire le journal sans recourir à ses lunettes.

Rien ne me plaît tant que de discuter avec les anciens du village heureux de bénéficier enfin d'une retraite d'agriculteurs fraîchement acquise. Une dame me guide au fond de son jardinet, vers un plant de tanaisie jadis indispensable dans les fermes pour soigner les animaux qui avaient des vers, à proximité de pieds de bourrache aux remarquables fleurs éphémères bleues étoilées.

Nos fréquents séjours au Plateau-d'Assy sont agrémentés de la confection d'étonnantes gelées et marmelades, fruits des recettes glanées au cours de mes recherches, soit avec des baies acides de cynorrhodons ou d'argousier extirpées de leurs buissons épineux ; soit avec des grappes douceâtres de sureau rouge surnommé le sureau à grappe ou du groseillier des rochers ; ou encore avec celles amères du somptueux sorbier des oiseleurs mêlées à des pommes sauvages ; sans oublier les délicieuses confitures de fraises des bois, de myrtilles, de framboises et de mûres qui suivent le calendrier des saisons.

Ici comme à Chanéac, au gré de nos pérégrinations, je m'entretiens avec les Savoyards, et une dame occupée dans son jardin me montre un plant d'aurone mâle très aromatique dénommée arquebuse dont elle me fait cadeau d'une touffe pour préparer une liqueur selon la règle des quarante : quarante grammes de plante et quarante morceaux de sucre macérés pendant quarante jours dans un litre d'eau-de-vie. Sous forme de devinette, un vétéran me sert une leçon de phonétique : quelle est l'origine de la légendaire liqueur carminative VesPetRo ? De retour à Troyes, la fierté de James est d'offrir à nos convives tel ou tel apéritif ou liqueur de mon cru.

Pour enrichir mon herbier, comme je l'ai vu faire à ma sœur aînée, je rapporte de ces promenades des spécimens de plantes que j'aplatis soigneusement à la main et que je fais sécher entre des feuilles absorbantes de papier gris ou de journal sous une presse de gros livres improvisée. Puis je les colle sur du papier bulle à l'aide de très fines lamelles gommées.

Prémices d'une vocation

Dans mon milieu d'origine puritain, le corps humain était relégué au second plan : « jeux de mains, jeux de vilains », nous répétait-on à satiété et sans doute m'en est-il resté une réserve à l'égard des soins corporels. Et pourtant, mes enfants sont malades, autant et plus que d'autres. Soucieuse de limiter les dépenses du ménage et de m'assurer une certaine autonomie, j'expérimente sur eux maints remèdes, jusque et y compris en pleine nuit en introduisant le cœur d'un oignon de semence cuit et tiédi dans le conduit auditif d'Hélène âgée de trois ans qui hurlait de douleur pour une méchante otite et qui s'endort calmement dans le quart d'heure suivant.

Au cours d'une promenade, ma fille Élisabeth encore jeunette tombe malencontreusement dans un buisson d'orties piquantes. Émue par ses cris et par ses larmes, la famille se disperse en quête de feuilles de plantain dont je frictionne ses brûlures. Les bienfaits de ce remède rustique ne se font pas attendre et Élisabeth retrouve son sourire.

À onze ans, Pierre contracte une hépatite virale à l'extrême limite de la cirrhose du foie et devient mon point de mire à deux pas de mon observatoire culinaire où je fais mine de fricoter. Dans le lit où il repose, il est agité de douloureux picotements aux talons que j'emboîte sans hésiter dans des demi-écorces d'orange évidées et maintenues en place par des bandelettes enrubannées. Le résultat est immédiat et Pierre s'apaise. Nos vacances sous tente sont toujours épiques. Les dernières en date se passent au Pouldu où des bourrasques d'eau et de vent alternent avec la chaleur étouffante de la mi-août. Au retour d'une promenade sur le sentier du douanier, le fragile épiderme de Laure âgée de sept ans est mis à mal par un soleil ardent et vire au cramoisi. Je tente ma chance avec succès en l'enduisant de pulpe de pomme de terre crue, dont je renouvelle les rondelles qui calment ses brûlures et en évitent l'aggravation.

En toutes saisons, des plateaux de tisanes vaporeuses circulent de chambre en chambre en répandant dans leur sillage des effluves de tilleul, de romarin ou de serpolet dont les plants sont amoureusement cultivés dans notre petit jardin familial de la rue Vanderbac.

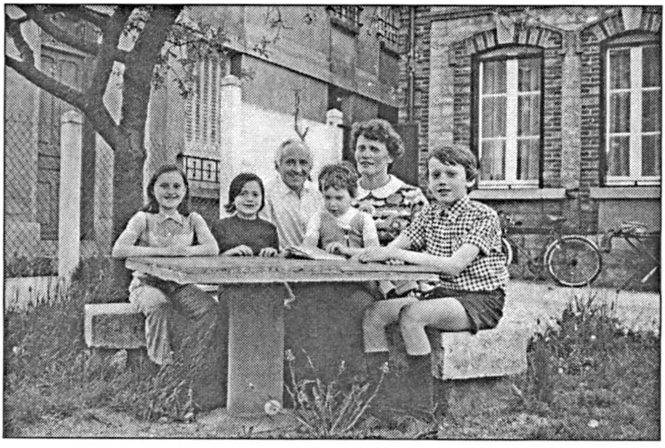

Ainsi une grippe ou une angine qui vaudrait à leurs camarades de classe une semaine de congé se solde-t-elle par une simple journée au lit pour mes enfants. Sont-ils tellement enchantés de ce privilège ?

Périodiquement, Laure souffre de laryngites striduleuses que n'enrayent pas les sirops pharmaceutiques et pour lesquelles la cortisone serait le seul recours. À six ans, elle subit une crise si aiguë qu'en désespoir de cause, je m'adresse à l'ultime herboriste de Troyes qui me conseille de l'*erysimum velar* dite sisymbre officinal, une plante si modeste qu'elle passe inaperçue en bordure des chemins et le long des vieux murs. l'infusion à forte odeur de chou fait miracle et Laure sort indemne de sa crise.

Gestation de Marie-Tisane

Cette réussite sera déterminante pour mon avenir car, en allant refaire provision, je propose mes services à l'herboriste qui semble débordée. L'affaire se conclut sur-le-champ et fin novembre 1976, je m'active dans son arrière-boutique quelques heures par semaine. Très vite arrive le moment où, revêtue d'une blouse blanche, je suis autorisée à servir la clientèle dont je deviens peu à peu une intervenante privilégiée. Sur des bouts de papier quadrillés jaunis, les anciens m'apportent des recettes de grand-mère que je relève avec soin. De jour en jour je constitue ainsi un inestimable fichier de maladies, de maux divers et de remèdes. Consciente de l'importance de ce travail, je ne quitte pas des yeux mon précieux classeur gris métallique que je glisse dans ma sacoche de vélo à chaque trajet.

À la rentrée scolaire 1978, mon temps partiel est commué en mi-temps et pendant un an l'herboriste me fait miroiter une passation d'activité sous forme de « contrat occulte » à l'image de ses confrères parisiens proches de la retraite qui cèdent ainsi leurs fonds. Car il faut savoir que sous le régime de Vichy un décret du 11 septembre 1941 a purement et simplement supprimé le diplôme d'herboriste. Mais ce projet qui mobilise notre énergie ne verra jamais le jour.

Dans la perspective lointaine de préparer l'examen d'herboristerie s'il venait à être rétabli, je passe une partie de mes matinées à la bibliothèque nationale de Troyes, une des plus riches en livres anciens. La directrice Françoise B. et le nouveau sous-directeur Yves J.M. m'introduisent dans les arcanes des réserves d'où des employés en blouse grise extraient de cartons poussiéreux des documents rares que je consulte sur place pendant que mes enfants sont à l'école. Ainsi prend corps une documentation de remèdes inédits que je trie thème par thème en des classeurs aux couleurs bigarrées qui enflent de jour en jour. Mon butin devient si riche et si plaisant que nos amis cheminots Bernard et Monique M. m'incitent à le publier. La chance me sourit et me fait rencontrer l'imprimeur Philippe Malivoir de la banlieue troyenne, un homme imaginatif et de talent qui réalisera sept fascicules aux couleurs d'arc-en-ciel et aux rubriques engageantes intitulés : « *Les Secrets Simples d'Autrefois recueillis par Marie-Tisane.* »

En février 1979 survient mon licenciement économique qui me vaut une triste allocation de vingt-sept francs par jour tandis que James a pris sa retraite de cheminot seize mois plus tôt. Sans aucune concertation entre eux deux qui ne se connaissent pas, mon kinésithérapeute Gérard S. penché sur mon mal de dos chronique et notre amie bibliothécaire Bernadette W. s'émeuvent de cette situation. Ils me voient enlisée dans des difficultés matérielles et morales sans nom avec nos enfants âgés de dix à seize ans. Ils impulsent en moi un regain de vigueur pour sortir de ce marasme et pour prendre en main la destinée de nos quatre « gamins », selon le vocable de filiation couramment utilisé en Champagne depuis le berceau jusqu'à l'âge adulte grisonnant. Plus rien ne distendra ce ressort de courage qu'ils m'ont insufflé et, telle le loup affamé qui se hasarderait à sortir du bois, je saisis mon bâton de pèlerin et j'entreprends de me mettre en route.

D'une démarche assurée quoiqu'encore gênée par mon dos douloureux, j'arpente les rues du centre ville, en quête d'un pas-de-porte disponible. Des pièges et des déceptions surgissent, mais je finis par débusquer un minuscule magasin dans l'encoignure d'un immeuble délabré à colombages, rue Urbain IV en plein cœur de Troyes. Un panneau porte le numéro de téléphone d'un notaire Me Jean-Pierre J.

Lors de ma première visite chez lui, ses hochements de tête à mon exposé des faits expriment de l'indulgence et de la bonhomie envers cette dame de la cinquantaine, qui ne possède pas un sou vaillant des cinquante mille francs nécessaires à l'achat du pas-de-porte, et qui prétend faire vivre sa famille des fruits d'une herboristerie, une profession interdite. Mais je n'en démords pas et je le prie de bien vouloir me réserver le local.

Tout aussi déterminée, je suis reçue par le conseiller financier de la Chambre de Commerce de Troyes qui, remplissant sa mission, calcule des prix de revient à partir de données que j'avance à l'aveuglette en réponse à ses questions précises et me concocte un budget d'une clarté lumineuse de ce que sera mon commerce diversifié en plantes aromatiques et médicinales, en thés variés, en produits cosmétiques, en miel et en créations artisanales.

L'équilibre plausible de ce budget et ma mine résolument confiante brisent les réticences du responsable de la Banque Populaire de Champagne qui m'octroie les prêts nécessaires sous réserve que je suive un stage accéléré de comptabilité à la Chambre des Métiers, tandis que l'Assurance Chômage m'alloue une prime à la création d'entreprise. Dans la même veine, un comptable de très bon conseil Daniel Ch. assurera la rectitude de mon négoce géré par moi en mère de famille.

En mai 1979, Maître J. s'incline devant ma détermination et conclut la vente qu'il accompagne de ses vœux bienveillants. Il reste peu de temps pour effectuer les travaux de rénovation indispensables avant l'ouverture fixée au 15 septembre, date limite de mes engagements bancaires. La commission municipale de restauration du vieux Troyes m'impose des normes strictes pour la transformation de la fenêtre aux grilles classées dans le patrimoine historique de la ville.

Bien que réticent à cette entreprise inconsidérée, James m'apporte son concours dans les transports et les nettoyages. Le cheminot Monsieur R. confectionne à la perfection des rayonnages et des tiroirs sur mesure, tandis qu'un plombier aménage un équipement sanitaire rudimentaire ainsi qu'un poêle à gaz, et qu'un peintre donne en urgence un air propret à l'ensemble défraîchi. Une commode en noyer, deux tables, des chaises rustiques et une balance de Roberval ne sont autres que du mobilier hérité de mes parents.

Des herboristes parisiens me laissent toute latitude pour évoluer dans leurs rayons où je glane des adresses de fournisseurs, et dans le saint des saints de leur arrière-boutique où j'observe les méthodes de travail de leur personnel. James et moi sillonnons les routes de la Drôme, un département pilote pour la production des plantes aromatiques et médicinales. Sur les conseils de Jeanine F. qui cultive de magnifiques plantes biologiques à Eurre, nous poussons jusqu'à Buis-les-Baronnies au travers d'un ravissant périple touristique où nous pilote notre amie Nicole O. *In extremis,* deux jours avant l'ouverture de mon magasin, je me rends au marché national des plantes médicinales à Chemillé dans le Maine-et-Loire. La gratuité de nos voyages SNCF alliée à la compréhension et à la gentillesse de nos enfants généralement dispersés dans des familles amies facilitent ces échappées.

Un déplacement en train puis en car à Forcalquier nous conduit au repaire de l'Occitane, dont je figurerai parmi les premiers clients livrés de porte à porte dans leur petite camionnette immatriculée dans les Alpes-de-Haute-Provence. Leur toute récente fabrication écologique de savonnettes, d'eaux de toilettes, d'huiles essentielles et de produits cosmétiques contribuera à l'essor de Marie-Tisane.

Les vertus de l'argile n'étant plus à démontrer, ce matériau m'ouvre un débouché que j'entends exploiter avec la marque Argiletz de renom. j'entreprends un voyage éclair au Havre pour rencontrer l'importateur de thés Olivier à la réputation établie. Une potière troyenne Marie-Claude Poivret s'adapte à ma demande en exécutant des coupelles, des pique-fleurs, des diffuseurs d'arôme, des bougeoirs et des bougies décorés de sa main. l'agent local des Papeteries Montgolfier pallie mes besoins en emballages, car j'ensacherai moi-même les plantes, et un grossiste en verreries me fournit un lot impressionnant de flacons bleus, marrons et blancs dans lesquels je conditionnerai les substances liquides.

En juin 1979, l'imprimeur Malivoir dessine ma prestigieuse enseigne en fer forgé noire en forme de tasse que découpe l'habile ferronnier Hubert Bourgeois. Puis il la décore d'un gracile lierre terrestre polychrome enlaçant un élégant « Marie Tisane » en écriture anglaise.

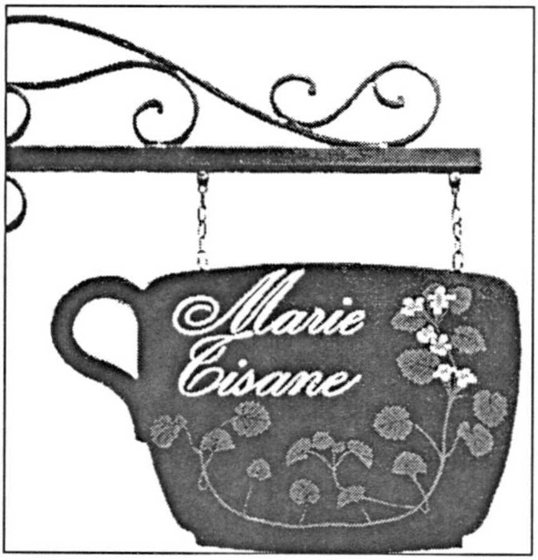

Une jeune femme sortie de maladie, Claudine C., brode au point de tige des noms de plantes sur des sacs en toile et des frises stylisées sur les garnitures d'étagères d'une vieille armoire. Elle distribue dans les boîtes aux lettres de son quartier des cartes publicitaires de couleur verte harmonisée à celle de mes étiquettes.

En ma qualité de membre de l'Association des Auteurs Autoédités (A.A.A.), le premier fascicule des « *Boissons Économiques* » sort des presses, bientôt suivi par les six autres titres des « *Secrets Simples d'Autrefois* ». Je dispose dorénavant de cet important support de recettes anciennes et de mon fichier de tisanes dûment éprouvées chez l'herboriste. À cette solide documentation s'ajoutent des ouvrages récents d'Henri Leclerc, du Dr Jean Valnet et de Raymond Dextreit qui font école.

Naissance de Marie-Tisane

Au jour J. le 15 septembre 1979, Marie-Tisane est prête sans autres commerces alentour qu'un restaurant dans ce quartier peu restauré. j'égaye mon entrée de posters, d'une plante verte, d'un cadre ancien détaillant ma gamme de thés, et d'un minuscule panier à anse rempli de cartes publicitaires. Ce décorum hors du commun tentera des cleptomanes peu regardants sur sa maigre valeur. Mes premières clientes sont deux amies amenées par James tandis que le bouche à oreille propage l'ouverture de Marie-Tisane dont la petite échoppe suscite la curiosité. Le président de l'ordre des pharmaciens de Troyes se déplace pour me rappeler les limites de mes prérogatives dont je sauvegarde les apparences mais vis-à-vis desquelles je me permettrai quelques libertés.

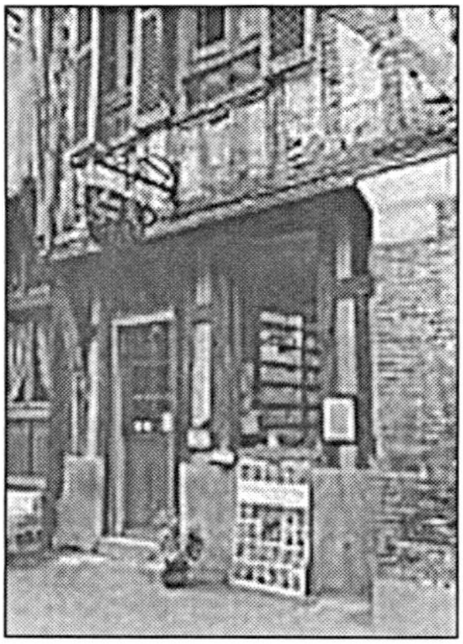

Ainsi je déploie ostensiblement une large feuille de papier de soie blanche sur un caisson à bords bas qui devient le réceptacle d'associations élaborées de plantes dont je contrôle les dosages, et dont j'inscris la posologie sur chaque sac en gage d'une utilisation judicieuse. Pour certains, boire le soir entre amis une tisane de mélisse associée à de la verveine, du tilleul, des feuilles d'oranger et de cassis et à des fleurs de mauve et des boutons de rose deviendra un privilège. Le calcul mental fait office de calculette pour additionner la multitude des petits chiffres à traiter chaque jour.

Je mets un point d'honneur à ce que les rayonnages de sachets de plantes soient toujours garnis : humecter et coller à l'avance les étiquettes enduites de gomme, puiser en vrac dans les cartons des fournisseurs, peser et fermer les paquets selon un pliage rituel sont des gestes répétitifs gratifiants eu égard aux bienfaits qu'ils procurent. De même, verser dans de modestes flacons étiquetés « Marie-Tisane » des eaux de toilette d'églantine ou d'ylang-ylang aux parfums délicats, ou des eaux florales de lavande ou de rose qui me sont livrées en jerricanes par l'Occitane, personnalise les produits mis à la portée de chacun.

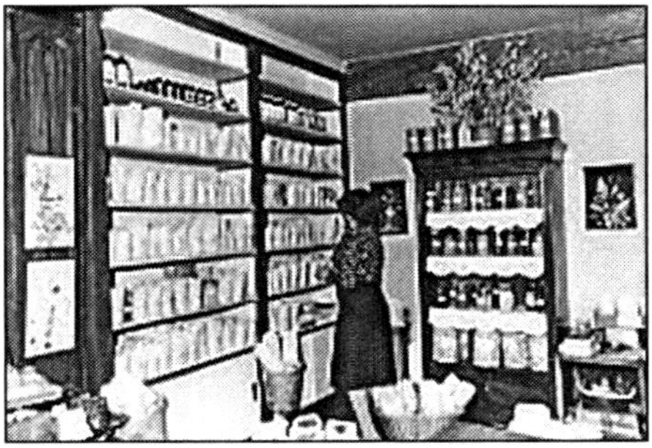

Seule, je ne viendrais jamais à bout de toutes ces tâches. Claudine C. m'aide au début, avant de trouver un emploi stable. Madame L. dont le mari pratique une culture biologique me fournit le produit de ses ruches et m'accorde quelques heures lorsqu'elle amène sa fille à l'école Steiner. Une enseignante Monique V. est une amie écologiste enthousiaste qui se passionne pour mes nouveautés. En sa compagnie et en celle d'une homonyme Marie, je participe dans l'Aveyron à un stage de l'Institut Méditerranéen de Documentation, d'Enseignement et de Recherche sur les plantes Médicinales (Inderplam) où nous débordons littéralement de plaisir.

Mon pari tient du prodige et mobilise toute mon énergie. Les réserves de plantes sont amoncelées dans notre garage familial où notre voiture ne trouve plus place. Chaque matin, je sors de son abri une légère remorque noire à deux roues recouverte de plastique par temps de pluie. Elle s'en va gambadant derrière ma petite reine et je trimbale cahin-caha, sans me soucier du qu'en dira-t-on, les cartons nécessaires au stock de la journée dont j'ai dressé la liste la veille, et que James a préparés. Les privations subies pendant la guerre m'ont laissé en cicatrice la hantise de manquer du nécessaire. Heureusement l'esprit d'ordre et d'organisation dont ma mère a fait preuve tout au long de sa vie et qu'elle a eu la sagesse de me transmettre me rendent le plus grand service dans la gestion de mon stock tenu scrupuleusement à jour.

Les voleurs de bicyclettes en quête de filons ont tôt fait de repérer la mine d'or de mes abords, et ne se privent pas d'exercer leurs talents sur nos vélos ou sur ceux de mes clients garés sur la paisible et ravissante place du Marché au Pain.

Un homme grand et chauve au regard rieur pousse un jour la porte de ma boutique sous le regard incrédule des passants. Il s'agit de l'acteur Christian Barbier, la vedette rassurante des familles pour le rôle principal de « Papapoule » qu'il joue dans le feuilleton télévisé du même nom. Intrigué par mon initiative dont il a eu vent, il est curieux de tout et me vante la gamme des huiles essentielles mises au point dans son laboratoire dont certaines figurent sur mes rayons. Pour parfaire mes connaissances dans ce domaine, je participe à un séminaire du Collège d'Initiation aux Plantes Médicinales sous l'égide du phyto-aromatologue Pierre Franchomme, dont la marque Biorégène n'a pas son égale en qualité.

Constamment à l'affût de nouveautés, je profite de la fermeture hebdomadaire de mon magasin pour arpenter les allées du Salon des Ateliers d'Art à la Porte de Versailles, ou pour fouiner dans les boutiques exotiques de la rue du Temple à Paris. Là je découvre comme par enchantement de petites boîtes en porcelaine bleues que je garnis de subtils mélanges de plantes à parfum, pulvérisées dans notre mixer familial, selon des recettes puisées aux sources anciennes. Une couturière de renom me dit entrebâiller leur couvercle pour assainir l'atmosphère de son cabinet d'essayage.

J'innove sans cesse et je me procure rue du Temple de minuscules coffrets de formes géométriques en verre sertis de laiton dans lesquels je dépose des poudres délicatement parfumées qu'enjolivent des pétales ou des boutons de fleurs. En veine d'improvisation, je propose aussi des veilleuses sur flotteurs en liège Jeunet imprégnées d'huiles parfumées de ma composition et mises en valeur dans les verres colorés qui illuminent la ville de Lyon le huit décembre.

Je réhabilite d'anciens usages tels que les hochets de Guimauve, longues racines qui, mordillées et mâchouillées par les nourrissons, adoucissent et favorisent leurs poussées dentaires ; la boisson fermentée et acidulée de kéfir légèrement laxative dont je fournis la semence vive nourrie d'eau citronnée et de figues ; ainsi que des doses de plantes apéritives prêtes à macérer dans du vin.

Le 29 mars 1980, mes sept livrets font leur entrée dans la capitale au Salon des Médecines Douces. Dès lors et jusqu'en 1985 James et moi sacrifions une semaine par an à ce salon et à celui de Marjolaine, le plus souvent à la Porte de Versailles, mais également à l'ancienne gare de la Bastille, au Quai d'Austerlitz ou encore dans la Halle Tony Garnier de Lyon. Nous n'avons pas trop de salive pour vanter les mérites de mes sept ouvrages dont les modestes prix oscillent entre sept et quinze francs. Le type de nos interventions diffère totalement de l'un à l'autre : le bagout légendaire de James allié à l'intérêt et au charme de mon œuvre que je développe sans relâche nous ouvre des ventes substantielles qui sont notre récompense, car il s'agit là d'enjeux exténuants.

Étant membre actif du Comité National pour la Renaissance de l'Herboristerie, je diffuse largement leur pétition lancée à l'automne 1979 pour la reconnaissance de la profession d'herboriste et la création d'un diplôme européen. Plusieurs projets de loi ont déjà été déposés sur le bureau de l'Assemblée Nationale, mais malgré un large appui de l'opinion publique, les députés font la sourde oreille, sans doute influencés qu'ils sont par des groupes de pression plus puissants. En janvier 1981, je suis sollicitée pour reprendre le flambeau de ce Comité à la suite du Président Kelling âgé, mais je refuse cette offre incompatible avec ma vie du moment.

Ma petite boutique s'avère vite exiguë et les clients exposés aux intempéries font la queue sur le trottoir. Deux ans après sa création, l'opportunité se présente pour moi de franchir une nouvelle étape dans un local trois fois plus grand doté de dépendances, à quelques numéros de rue de là.

Le bénéfice de la vente de mon premier pas-de-porte m'ouvre le ciel d'un grand envol brésilien auprès de ma sœur religieuse Sabine qui vit là-bas depuis quarante ans. Spontanément nos pas nous mènent vers de magnifiques marchés de poissons, de légumes et de fruits exotiques et d'inévitables herbes médicinales le plus souvent aphrodisiaques, réduites en poudre dans des sachets aux noms sibyllins. Je rapporterai une bûchette de bois de rose ainsi que mille gris-gris, senteurs et encens qui parfumeront ma valise.

Ma fille Élisabeth censée me suppléer au magasin a été opérée en urgence de l'appendicite, et ma toute nouvelle employée Christiane s'en est tirée admirablement. Pendant le long retour en avion, je porte scrupuleusement tel un ostensoir sur mes genoux un abat-jour en lianes tressées qui illuminera dorénavant notre table de préparations.

Maturité de Marie-Tisane

Un malheur n'arrivant jamais seul, par trois fois en quinze jours et sans que j'aie le temps de me remettre de l'une à l'autre, la sirène des pompiers retentit dans notre paisible quartier en émoi : leur première intervention concerne un chauffe-eau éclaté dans un appartement en réfection du troisième étage, dont l'eau suit en cascade l'escalier de l'immeuble et se déverse sur mes marchandises ; la seconde assortie du déploiement de la grande échelle, des casques et des masques à gaz, fait réponse à une alerte donnée par des voisins paniqués à la vue et à l'odeur de poussières chaudes qui sortent d'une fenêtre de mon nouveau chantier, où sont poncées des poutres moyenâgeuses encrassées ; et enfin pour secourir un ouvrier qui s'est fracturé une jambe en descendant l'escalier pourri de ma future cave. Rien ne me sera-t-il donc épargné ?

Le 3 janvier 1982, à l'issue de mille chicanes procédurières et par un froid givrant, quinze amis sollicités par James participent à mon changement de magasin qui ouvrira de larges voies à mon esprit créatif : des coffrets, des pots pourris, des coussins parfumés, des bouquets enchâssés dans des pots en verre par mon amie fleuriste Nicole S., trois vitrines sans cesse renouvelées, et des expériences puisées à des sources anciennes conféreront à mon officine une originalité intarissable à laquelle m'autorise mon nouveau statut d'artisan.

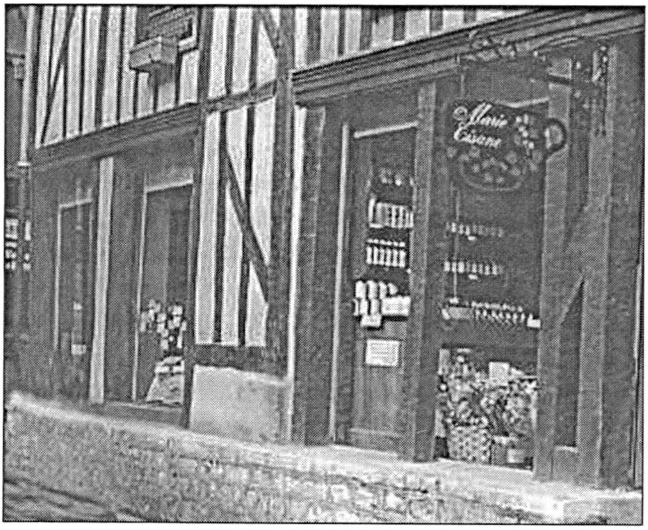

Tout est bon pour donner vie à mes devantures : pendant la Semaine Sainte, comme au temps ingénu de mon enfance, de monumentales cloches en papier tout droit venues de Rome, et des cocottes en couleur couvent ou laissent tomber du ciel des œufs de Pâques teints en vert, cuivre ou rouge dans des macérations concentrées d'épinards, de pelures d'oignons ou de betteraves rouges. Quand vient l'été, l'innocent tableau noir de mes enfants incite à résorber une traîtresse cellulite au moyen de varech vésiculeux ou de vigne rouge, ou à l'en frictionner au moyen de longs loofahs. À l'approche de l'hiver, d'attendrissants napperons finement brodés par ma grand-mère mettent en valeur de suaves pots pourris aux doux noms de « Rose Mary », « Bois Gentil », « Pimprenelle » ou « Limette ».

En mars 1982, la direction de Rustica me confie l'animation d'un stand au Salon de l'Agriculture, que j'embaume de vapeurs d'eucalyptus. La presse locale me consacre diverses interviews et le journal des Pharmaciens et des Laboratoires « *Le Moniteur* » fait état de mes livrets. Enfin, je dépose la marque « Marie-Tisane » auprès de l'Institut National de la Propriété Industrielle.

Notre amie Madeleine V. me recommande chaleureusement Christiane M. qui accepte de me seconder. Collaboratrice méticuleuse, courageuse et efficace, celle-ci me facilite grandement la tâche et nous nous entendons à merveille. Elle a en horreur les tisanes et ne supporte que celle de feuilles de ronce additionnée de miel et de jus de citron pour adoucir ses maux de gorge. Par deux fois à l'ouverture du matin, elle subit un choc à la vue d'une effraction nocturne de ma porte d'entrée accompagnée de bris de glaces. Comment pourrais-je éviter les larcins que suscitent mes étals à portée de main ? À un couple de nos relations à la main leste que n'étouffent pas les scrupules, je demande tranquillement un jour si mon livre les a intéressés et si mon eau de toilette leur a plu. Ils ont compris et ne sont plus jamais revenus.

Me reposant sur Christiane en toute quiétude, je donne libre cours à mon goût de l'accueil et je me consacre aux personnes qui passent le seuil de mon magasin. Je m'accorde à leur diapason, je les écoute et je leur conseille sans hésiter ce qui va leur plaire ou les soulager. Je reçois des confidences de tous bords, dont celles du jeune Patrick qui en coup de vent sur le seuil de mon magasin s'exclame radieux « Marie, je suis heureux, je suis amoureux », et qui sera dramatiquement l'une des premières victimes du sida. Le milieu médical ne dédaigne pas ma porte non plus. Loin de moi d'ailleurs toute prétention de m'immiscer dans de quelconques diagnostics ou dans des prescriptions médicales !

Mes connaissances doublées d'une certaine intuition, et d'un penchant hérité de mon père à alléger la souffrance d'autrui m'insufflent une assurance surprenante. Les plantes me semblent harmonisées à chaque tempérament. Personnellement, rien ne me réussit mieux que la lavande pour temporiser mes inquiétudes et le romarin pour accompagner mes digestions. Ainsi en va-t-il pour chaque personne qui pénètre dans mon antre et pour qui un instinct insoupçonné m'aide à choisir la ou les plantes qui lui conviendront. Pourquoi servais-je à l'une des feuilles d'angélique et à l'autre des feuilles de mélisse à l'énoncé de symptômes similaires de spasmes de l'estomac ? Je ne saurais m'en expliquer scientifiquement.

Quoi de plus valorisant que de redonner à un ouvrier perturbé par un travail en trois-huit un sommeil réparateur, grâce à un simple mélange d'aspérule odorante, d'origan, de mélilot, de boutons d'oranger, de fleurs d'aubépine, de feuilles de passiflore et de racines de valériane ? Aux autres mauvais dormeurs, j'insiste pour qu'ils boivent une première tisane à dix-huit heures et une seconde au moment d'aller au lit.

À de jeunes mamans qui perdent leurs cheveux à l'issue d'une grossesse, je recommande une cure de pollen ; et à ceux dont les ongles sont friables, je conseille de la prêle reminéralisante pulvérisée dans leur assiette en guise de poivre. À qui se plaint d'un début de carie, je lui suggère de glisser un clou de girofle dans le creux de sa dent ; à qui souffre d'un abcès dentaire, d'appliquer sur sa gencive une demi-figue cuite dans du lait ; sans parler de la propolis, un antibiotique résineux que recueillent les abeilles sur certains arbres, et que je vends en fragments d'un gramme de pâte à mâcher pour résorber les maux de gorge. Si leurs yeux sont irrités, des compresses de décoction de camomille leur seront d'un grand soulagement. Lorsque viendra le temps des rhumes, je les inciterai à boire des tisanes miellées et citronnées d'eucalyptus, de cannelle et de clous de girofle, à instiller dans leurs narines des gouttes d'huile de marjolaine précédées de lavages de nez à l'eau argileuse, et à absorber quelques cuillerées de sirop d'eucalyptus maison afin de juguler leurs quintes de toux.

Franchissant les barrières du corps médical hospitalier, j'apporte en secret à mon amie Yvonne qui souffre d'insupportables ballonnements consécutifs à une grave opération, une fiole d'infusion de graines de fenouil qui la soulage instantanément.

Dans un tout autre style, les émissions radiophoniques de Maurice Mességué m'amènent un flux de jeunes ouvrières préoccupées d'affiner leur silhouette ou de réguler leur transit intestinal. Ne parlons pas de ceux ou de celles qui désirent stimuler leur partenaire ou se stimuler eux-mêmes dans les ébats amoureux. Rika Zaraï contestée par les professionnels de la santé est au sommet de sa gloire, et son livre inspiré pour une large part de la Méthode Harmoniste de Raymond Dextreit fait un tabac.

À cette époque, j'embauche en stage d'insertion Monique, une gentille jeune femme de vingt ans tellement intéressée par les conversations que j'entretiens avec les clients qu'elle en oublie parfois les tâches matérielles en souffrance. De temps à autre, ma fille Élisabeth se joint à nous, et mes proches parents aiment aussi fréquenter ces lieux. À l'approche de leurs examens, des étudiantes en Pharmacie s'entraînent ici à distinguer, à palper et à humer les plantes qu'elles ne connaissent que de nom, et dont elles prélèvent quelques échantillons.

Curieuse d'élargir mes connaissances, je participe à un stage d'étude des plantes sauvages comestibles animé par le jeune François C. Les expériences douteuses qu'il nous incite à tenter me rendront prudente lorsque j'aurai moi-même la responsabilité de groupes.

Telle une fée, Christiane coupe et pique de minuscules petites bourses et des sachets de meunier qu'elle garnit de fleurs de lavande, ou mieux encore de patchouli dont les propriétés antimites ne sont plus à démontrer. Une corbeille en osier débordante de coussins parfumés de sa confection fait l'orgueil de mon magasin.

Les pronostics formulés au départ par le conseiller de la Chambre de Commerce de Troyes se sont concrétisés au centime près : Les premières semaines, mes ventes journalières atteignaient les 200 F qui couvraient mes frais généraux ; six mois après, elles franchissaient le seuil de 700 F qui m'assuraient un salaire ; et quatre ans plus tard j'atteins le plafond annoncé de 2000F de recettes quotidiennes qui doit m'apporter la fortune. Je pourrais faire miennes les paroles d'Aminata Traoré, ministre de la Culture du Mali, qui s'exprime ainsi : « *Finalement, l'économie, c'est quoi ? De l'audace, de la créativité, de la confiance en soi et en ses propres ressources et la capacité de transformer ces ressources et d'en vivre.* »

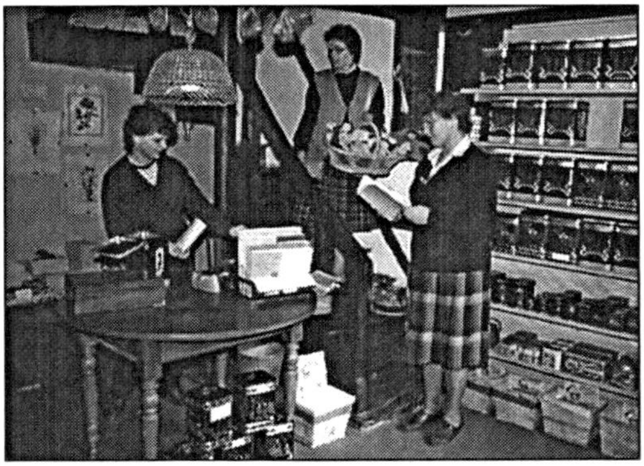

Essaimage de Marie-Tisane

Or c'est à ce stade précis, qui plus est avant que n'expire le délai de cinq ans passible de plus-value, qu'à la stupeur générale je décide de plier bagages le 1er avril 1984 et de repartir en Dauphiné. Pour tout le monde, il s'agit là d'un très mauvais poisson d'avril. Les yeux s'humectent et les regards s'attristent lorsque j'annonce mon prochain départ « pour des raisons personnelles » quinze jours seulement avant ma cessation d'activité. Car le temps presse et je dois trouver un acquéreur au plus vite. Avec Marie-Tisane s'effondre un lieu d'échanges, de créativité, de soins et de plaisir qui s'inscrit dans la vie de mes clients. Mon employée Christiane ne me pardonnera pas mon départ précipité de Troyes et mon abandon de Marie-Tisane.

Durant plusieurs années qui me mèneront du Tribunal de Commerce de Troyes à la Cour d'Appel de Reims, je me dépêtrerai dans le pénible et coûteux procès que j'engage à l'encontre des acheteurs de mon fonds qui refusent de payer le stock que je leur ai cédé, faute de compétences pour l'exploiter. j'effectue des navettes en train de la Chartreuse à la Champagne avec nuits à l'hôtel. Et je découvre avec consternation que le dossier qui se trouve entre les mains de la jeune avocate stagiaire chez l'avoué chargé de me défendre au titre de l'Aide Juridictionnelle, est totalement vide. Par chance mes adversaires sont absents ce jour-là et la séance est reportée. j'informerai plus tard le garde des sceaux Me Badinter de cette découverte qui ne brise pas ma détermination à gagner l'affaire finalement conclue par un jugement en ma faveur.

En juin 1984, à mon arrivée dans le village de Coublevie au pied du massif de la Chartreuse, en compagnie de mes deux dernières filles, il me faut repartir à zéro et retrouver des moyens de subsistance. Le boom informatique a bouleversé les méthodes de travail traditionnelles depuis les années soixante où j'exerçais le métier de secrétaire. Mon seul atout reste donc les plantes.

Dès lors chaque mercredi au lever du jour et quel que soit le temps, cahotée dans ma capricieuse 2 CV couleur coq de roche, je trimbale un matériel improvisé et j'installe sur le marché de Voiron une table à tapisser pliante coiffée d'un parasol à rayures vertes et blanches qui me vient de mes parents. Le premier jour, mes larmes coulent sans retenue au vu de l'emplacement qui m'est attribué, dissimulé derrière un pilier du viaduc du chemin de fer et à l'ombre d'un écran de tondeuses, de brouettes et autre matériel agricole. Pour endiguer la vague de déprime qui me submerge, je m'accroche à mon ultime bouée et je saisis à bras-le-corps mon équipement et mes accessoires. Sans demander mon reste à personne, je le glisse entre deux primeurs accueillants en bordure d'une allée principale, d'où personne ne me délogera plus. Le long de la route, j'avais cueilli des brassées de fleurs des champs pour égayer mon éventaire. Qu'ai-je à offrir à une clientèle des environs majoritairement paysanne habituée à ces retrouvailles hebdomadaires ? Seuls mes livrets multicolores sont là, attendant que la foule y prête attention. Au milieu de mon désarroi, j'entends quelqu'un m'interpeller « Oh Marie, c'est toi ! » C'est une ancienne connaissance Bernard B., stupéfait de reconnaître une voix amie, qui a levé les yeux vers l'intervenante et qui me regarde perplexe. Cette bonne surprise me redonne du cœur à l'ouvrage.

Pour redémarrer ma capricieuse « Dodoche », d'aucuns m'aperçoivent parfois armée d'un tournevis et le nez sous le capot en train d'établir un contact dans le circuit électrique. Le recours s'avère indispensable à une tierce personne que je sollicite au hasard des passants, pour le moins surpris de se retrouver au volant de ma voiture avec pour mission d'en actionner l'accélérateur. Cette précarité rend hasardeux mes voyages en Haute-Loire, dans la Drôme ou dans le Rhône où je m'aventure avec mes livres.

De modiques ventes en modiques ventes et de salons en foires artisanales, j'écoule doucement mon stock. Le 11 novembre 1984, la foire voironnaise de Saint-Martin est recouverte d'un manteau de neige. Ma petite librairie ambulante qui s'enorgueillit désormais d'un parasol de forain jaune soleil est éclipsée derrière des écrans d'anoraks et de pulls de circonstance. Mon bénéfice de la journée est nul sans que le placier ne s'en émeuve. Pareille mésaventure hivernale me surprend sur un marché artisanal de la Chapelle-en-Vercors où, après un moment de faiblesse de ma 2CV et après avoir été transie de peur et de froid sur la route escarpée des Grands Goulets, je n'entrevois pas âme qui vive autour de mon stand nimbé de flocons de neige. Sur le marché écologique de Meylan où je plante ma table en banlieue grenobloise, je tombe en arrêt devant la chaîne de Belledonne saisissante de blancheur qui lui fait face et, faute de recettes, ce spectacle dont je ne détache pas mes yeux me comble.

Il nous arrive, à mes filles et à moi, de retourner nos fonds de poches en quête de la monnaie nécessaire au paiement de notre baguette de pain. Pour subvenir à nos besoins, je me sépare de meubles et je brade des trésors venus de mes parents. Ne négligeant rien de ce qui se présente, je me laisse parfois berner. Ainsi je réponds à une vingtaine d'interviews d'une radio associative locale sans recevoir un centime de dédommagement pour le temps que je lui consacre, ni pour les déplacements que j'effectue. Ce n'est que sur mon insistance que le responsable me remet une copie de la cassette de mes interventions. De la même façon en mars 1985, à l'écomusée de Villefontaine proche de Lyon, je participe à une émission des « Chemins de la Connaissance » de France 3 qui ne me rapporte que la peine que je me donne le long du trajet sous la neige.

Je déplace pourtant mon stand maintenant bien rôdé partout où il a des chances d'intéresser un public et je ne laisse passer aucune occasion d'exposition artisanale, agricole, culturelle ou artistique, qu'elle ait lieu dans un château, dans un gymnase, sous une galerie marchande ou en plein air. j'ai le plaisir d'y côtoyer des artistes libres ou d'autres artistes déballant leurs œuvres à la force de leur courage, et regardant passer comme moi le long ruban des familles venues se distraire un après-midi de dimanche. Je rencontrerai là une peintre sur soie Yvonne D. qui deviendra une grande amie. s'il s'agit d'un jour faste, mon cœur se gonfle d'allégresse et je chante sur la route du retour. Dans une salle de l'hôtel Holiday-Inn à Paris, j'emporte mes œuvres à une journée de vente-signature d'auteurs auto-édités où j'ai la surprise d'être parmi les plus sollicités. Mes modestes livrets colorés surprennent et ravissent.

N'ayant jamais eu l'occasion d'approfondir méthodiquement le règne végétal, je m'inscris au cours de botanique de l'Université Inter-Âges du Dauphiné animé par André O., un homme de terrain au savoir prodigieux, qui nous fait partager sa passion et dont je fréquente plusieurs stages en Provence et dans le Beaufortin.

Peu à peu, je me fais connaître et je garde confiance en cette veine des plantes si riche en ressources. Des centres aérés, des colonies de vacances, des écoles primaires, l'organisme de formation continue le Greta, diverses associations, des maisons de retraite et même l'Université Inter-Âges me sollicitent pour animer des stages. j'en organise aussi dans ma maison de Coublevie où j'assure le couvert.

Même si les sites de ramassage me sont familiers, il me faut en vérifier la veille l'état de floraison et de maturité pour ne pas risquer de mauvaises surprises en présence des stagiaires. En petit groupe, nous arpentons la campagne où j'apprends aux néophytes à reconnaître les plantes anonymes qui bordent les chemins riches en espèces variées.

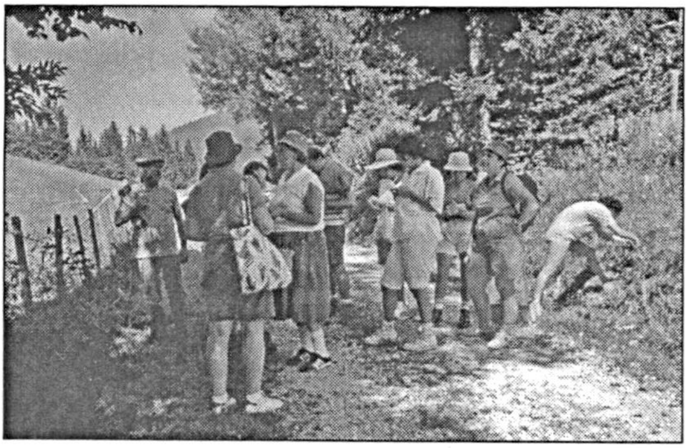

Il est ensuite question de tisanes et de leurs usages galéniques, mais aussi de plantes alimentaires et de plantes à parfum. Chacun étiquette sa cueillette, prend des notes et repart avec des documents, des recettes et de petites fioles contenant un sirop de radis noir ou de serpolet ou mieux encore des pastilles de cannelle, que nous avons concoctés ensemble. La salade composée d'herbes sauvages rencontre toujours un franc succès. Mes précieux fichiers se précisent de jour en jour par sites et par saisons.

Les apprentis les plus gratifiants sont les enfants qui confectionnent de raffinés canapés prédécoupés chez le boulanger, légèrement tartinés de beurre et décorés des plantes alimentaires que nous avons cueillies ensemble. Certains rivalisent de talent et réalisent de ravissants tableaux, en assemblant des feuilles dentelées de lierre terrestre ou de pimprenelle au goût de concombre à de délicats pétales de mauve ou de coquelicot. Ce sont souvent les éléments réputés pour être les plus turbulents qui s'intéressent le mieux à ces travaux de la nature. Le moment tant attendu de la dégustation est enveloppé d'un silence circonspect où place est laissée aux papilles gustatives. Le repas qui attend les enfants dans leurs réfectoires respectifs pâtira de cet apéritif champêtre à succès.

D'aucuns font couler sur une verrue le latex jaune d'une tige de chélidoine ou le lait blanc d'une euphorbe petit cyprès, et me confient leur étonnement devant la réussite du traitement. Un enfant blessé en tirant sur une herbe coupante saigne abondamment. De la prêle toute proche écrasée et appliquée sur sa coupure stoppe instantanément l'hémorragie.

Même si rien ne transparaît de mes affres auprès des stagiaires transportés par mon entremise au pays de la découverte, mon cœur est anxieux et je me trouve mal à l'aise face à ces groupes anonymes dont le poids repose entièrement sur mes épaules ; je suis beaucoup mieux dans mon élément lors de partenariats en tête-à-tête.

En octobre 1987, une société franchisée de renom me propose d'associer ma marque à sa « Licence de savoir-faire » dans un magasin de Grenoble. Pressée par la situation, je tente un essai de deux mois puis j'abandonne devant le risque d'absorption de ma marque qui se dessine. En vue d'étoffer mes points de retraite, j'effectue plusieurs « petits boulots », préludes à un chômage définitif.

Le 9 janvier 1989, jour de mes soixante ans, j'atteins les fameux trimestres requis et j'éprouve un immense soulagement en recevant ma première pension de salariée et de mère de famille au terme de quarante années de labeur.

Marie-Tisane à la lisière de la gloire

Ce pécule n'a pourtant rien d'une panacée. Aussi, mes livrets à la main, me hasardais-je à prospecter les maisons d'édition parisiennes susceptibles de s'intéresser à mon œuvre. Avant même d'en avoir épuisé la liste, mon rêve se réalise sous les auspices d'un comité de lecture qui émet un avis enthousiaste sur mes écrits. Sa direction désireuse d'ouvrir son catalogue à un rayon de médecine douce me propose sur-le-champ un contrat en bonne et due forme. s'ensuivent des pourparlers pour le regroupement de mes sept fascicules en un livre unique « *Les Mille Recettes aux Mille Vertus* » supervisé par un médecin diplômé et illustré par une dessinatrice confirmée.

Mais je m'use en démêlés sans fin car, par manque de compétence du personnel en saisie informatique, je dois effectuer sept longues et fastidieuses corrections d'épreuves dont je ne serais jamais venue à bout sans le précieux concours de ma sœur Édith. L'éditeur souhaite me lancer dans l'aventure d'un poster à caractère médical annonciateur de mon livre. Il m'en impose le projet illustré d'imageries surannées auquel je refuse d'apporter ma caution. Lasse de ces incessants débats, je demande à mon fils Pierre de m'accompagner à l'ultime compromis tenté en présence d'une avocate parisienne Me Michèle S. S. qui m'a été recommandée par la Société des Gens de Lettres et qui me sort de l'impasse. Elle comptera parmi mes amies.

Le livre sort des presses en février 1990 sans trouver place dans le catalogue de l'éditeur, et sans mériter la moindre promotion de sa part. À l'exception des quelques exemplaires que j'écoulerai moi-même, il finira au pilon.

Pour améliorer mon ordinaire, à chacune des cinquante-deux semaines de cette année, je fournis à la revue *Rustica,* sous sa rubrique *Santé-Beauté,* un article traitant des bienfaits d'une plante de saison. Il ne fait pas bon remettre son sort entre les mains d'autrui, car l'anonymat de ma prose ne contribue en rien à redorer mon blason.

L'éphémère destin de Marie-Tisane s'achève et, comme le chante si dignement Édith Piaf, je me surprends à fredonner : « Non, rien de rien, non, je ne regrette rien. »

Six volumineux cartons enchâssant les reliques de ces riches années attendent dans une armoire qu'en soient exhumés les trésors, et le miracle se produit douze ans plus tard. Empruntant un parcours tout aussi imprévisible que celui qui m'a conduite à l'éclosion d'une boutique, je m'insinue entre les maillons du web et de concert avec le créateur Abîmes Concept, Marie-Tisane réapparaît sur un site plein de charme intitulé http://www.marie-tisane.com avant coureur du présent livre « *Tisanes, Recettes et Remèdes d'autrefois* » qu'édite Le Mercure Dauphinois.

Ayant ainsi restitué ce patrimoine floral aux friands de plantes médicinales et alimentaires, j'entretiens encore le secret espoir de dévoiler à ceux qui en seraient amateurs, le charme des plantes à parfum, ainsi que les propriétés cosmétiques et domestiques dont sont prodigues de nombreuses espèces végétales.

Que faire avec vos plantes, fruits et légumes ?
Index

Petite pharmacie familiale

CONSTIPATION
– *tisanes* : bouillon blanc, guimauve 19, mauve 20
– *sirops* : racine de chicorée 47, pêcher 49, rose pâle 50, tamarin 51, violette 52, guimauve 56, pomme 60, suc de chicorée sauvage 64, sureau noir 68
– *mellites* : nénuphar 74
– *vins* : graines du Jura 87, pissenlit 93

CONTUSIONS, DOULEURS À LA SUITE D'UNE CHUTE
– *alcoolatures* : lavande 98
– *teintures* : arnica 99
–*huiles* : myrte 105, primevère 106, lavande 108, absinthe 112
– *onguents* : tamier 114, sauge 116

CYSTITE, NÉPHRITE
– *tisanes* : bruyère, busserole, hamamélis, 20, verge d'or 21
– *sirops* : pariétaire 63
– *vins* : bruyère 89

DENTS, GENCIVES
– *vins* : sauge 86
– *huiles* : millepertuis 105

TABLE

Dépôt légal : octobre 2012 N° imprimeur : 031860113-01

Imprimé en France par Présence Graphique - Monts.